Christian Brun

12 plantes et leurs huiles essentielles

Les totums phyto-aromatiques pour votre santé au quotidien

jouvence
EDITIONS

COLLECTION
TROIS FONTAINES

Du même auteur *(aux éd. Jouvence)*

- *Arthroses, arthrites et rhumatismes*
- *Le cholestérol... exactement !*
- *Le diabète... exactement !*
- *Le pouvoir psychique des aliments*

Autres titres de la collection Trois Fontaines

- *Acide-base, une dynamique vitale* (Dr Philippe-G. Besson)
- *Et si vous étiez allergique ?* (Dr Élisabeth Sambian-Noël)
- *Les compléments alimentaires naturels* (Christopher Vasey)
- *Cultiver le bonheur au fil des ans* (Francis Léonard)
- *La guérison par l'écriture* (Jean-Yves Revault)
- *Je me sens mal, mais je ne sais pas pourquoi... !* (Ph.-G. Besson)
- *Je suis fatigué, mais je ne sais pas pourquoi... !* (Ph.-G. Besson)
- *Les succès de la magnétothérapie* (J.-F. Olivier/M. Lacroix)
- *Tiens, j'ai arrêté de fumer* (J. F. Olivier/M. Lacroix)
- *L'eau : source vitale de votre santé* (Christopher Vasey)
- *L'équilibre glycémique* (Jacques Fontaine)
- *L'ostéoporose... exactement !* (Dr Philip Keros)
- *La santé naturelle de votre enfant* (A. Passebecq/Y. Buyse)
- *La crème Budwig* (Dr Philippe-G. Besson)
- *Développez votre potentiel énergétique* (G.-A. Ulmer)
- *J'ai mal partout !* (Dr Philippe-G. Besson)
- *Ste-Hildegarde, la santé entre ciel et terre* (Daniel Maurin)

CATALOGUE GRATUIT SUR SIMPLE DEMANDE

ÉDITIONS JOUVENCE

France : BP 7 – 74161 St-Julien-en-Genevois Cedex

Suisse : CP 184 – 1233 Genève-Bernex

Site internet : **www.editions-jouvence.com**

e-mail : info@editions-jouvence.com

ISBN 2-88353-333-4

Couverture : Dynamic 19

Mise en pages : nelly.irniger@free.fr

Sommaire

À toi que j'aime profondément,
simplement et sincèrement…
Je te remercie de m'avoir encouragé et soutenu
à la rédaction de cet ouvrage.

À vous, mes 4 fils, qui me donnez,
chacun à sa manière, tant d'Amour.
Votre fraîcheur, votre candeur, votre présence
et vos rires me sont indispensables.

Que cet ouvrage aromatisé soit l'expression
de mes profonds et sincères sentiments
et de mon profond Amour.

« Tu es plus belle qu'une fleur
d'abricotier arrosée de lune.
Tu es toutes les fleurs, tous les parfums,
tu es la splendeur du monde.
Lorsque je pense à toi, je n'envie plus les dieux. »
Chen-Teuo-Tsan

Avertissement

L'auteur précise expressément que cet ouvrage ne pourrait en aucun cas se substituer à une consultation ou à une prescription médicale lorsque cela s'avère indispensable, ni à des conseils naturopathiques ou à un bilan de vitalité iridologique.

L'auteur engage vivement médecins et naturopathes à une collaboration étroite qui ne peut que s'avérer profitable et bénéfique pour le public et pour la recherche.

Il précise que cet ouvrage n'a d'autre ambition que celle d'aider le public et les étudiants en naturopathie à se retrouver dans le dédale des informations médiatisées à propos de l'utilisation des plantes et des huiles essentielles.

Cet ouvrage n'a en aucune manière la prétention d'être unique et suffisant, et son contenu n'est pas non plus un assemblage de "petits trucs" naturels applicables par chacun sans conseils médicaux et/ou naturopathiques.

Ni l'auteur ni l'éditeur ne pourront être tenus pour responsables de la mauvaise interprétation de ces écrits, pour une automédication nullement conseillée ou pour une mauvaise application des conseils phyto-aromathérapiques effectués sans bilan de vitalité naturopathique.

« Les universités ne nous enseignent pas tout. Un bon médecin doit être prêt à apprendre des sages-femmes, des bohémiens, des nomades, des brigands et des hors-la-loi. Il doit mener ses recherches parmi les gens de toutes les conditions, en quête de tout ce qui pourrait enrichir ses connaissances. Il lui faut voyager beaucoup, vivre de multiples aventures en ne cessant jamais de s'instruire. »

Paracelse, médecin non-conformiste

Préface de Marc Josifoff

Notre monde change parce que chacun d'entre nous change !

Au risque d'en décevoir certains et de passer pour un provocateur, je suis heureux de constater que de moins en moins d'entre nous recourent aux antibiotiques, vaccins et autres "traitements" chimiques violents… La médecine évolue et l'allopathie pure et dure s'achemine lentement, mais sûrement, vers sa fin. Issue d'un mode de pensée archaïque qui combat la maladie comme son pire ennemi, cette vision manichéenne de la nature a trop longtemps ignoré le sens véritable de la "pathologie" *(pathos = ce qui est ressenti, devenu maladie)*. En accusant en effet le vilain microbe de tous nos maux, nous méprisons les phénomènes naturels de régulation et de guérison qu'exprime notre corps au travers de ses symptômes. Sans doute par facilité, mais aussi par ignorance, nous nous sommes laissés déposséder de notre santé, docilement soumis à un dogme "scientifique" qui est allé même jusqu'à interdire les autres modes de pensée !

Heureusement, beaucoup ont su résister et ont osé transmettre les *messages de vie*, souvent dans l'ombre, parfois dans la lumière, au risque d'être brûlés sur le bûcher des médias au service de l'industrie chimique du médicament. Je pense notamment aux professeurs Pierre-Valentin Marchesseau et Miro Beljanski, à Maurice Mességué, à "Xanti" (mon père), à Jacques Benveniste, à Rika Zaraï, à André Roux, à la doctoresse Catherine Kousmine, à Daniel Kieffer, au docteur Christian Tal Schaller…

Oui, notre monde change ! Et c'est un juste retour des choses pour la nature et les trésors dont elle regorge. La phyto-aromathérapie en est l'exemple type. Depuis des millions d'années, les plantes fabriquent les substances chimiques les plus efficaces qui soient pour se protéger et faire face à toutes les agressions : parasitaires, virales, microbiennes…

Le "***fabuleux pouvoir des huiles essentielles***" est aujourd'hui à nouveau entre nos mains, éclairé par ses chercheurs et démocratisé grâce à ses fidèles promoteurs : Gattefossé, Sévelinge, Valnet, Franchomme, Palz, Sommerard…

Le temps de subir et d'ignorer est révolu, le temps de la prise en charge responsable est arrivé. ***Gérer sa santé naturellement, ce n'est pas si compliqué, "ça s'apprend"*** : réapprendre à manger, boire, dormir, respirer, penser, ressentir, exprimer… et à utiliser les formidables ressources naturelles des plantes. C'est ce que vous propose cet ouvrage avant tout pratique, rédigé par un des chefs de file de la naturopathie moderne. Christian Brun nous accompagne en effet pas à pas pour un usage efficace au quotidien de 12 plantes aromatiques, sans négliger les conseils d'hygiène de vie nécessaire à une véritable réforme de notre santé. Vous y découvrirez notamment ***les totums phyto-aromatiques :*** une forme d'utilisation révolutionnaire des plantes et de leurs huiles essentielles, fruit d'une pratique personnelle de longue date de l'aromathérapie.

Bonne lecture à tous.

Marc Josifoff

Avant-propos

Quand mon éditeur, Jacques Maire – qui me fait confiance depuis plusieurs années – m'a demandé d'écrire cet ouvrage sur ***les 12 plantes et leurs huiles essentielles au quotidien*** dans un concept qui associe l'aromathérapie classique à la phytothérapie, afin de permettre à tous, sans risque, de bénéficier des vertus extraordinaires, voire miraculeuses des plantes sous toutes leurs formes, j'ai tout de suite donné mon accord.

En effet, ce sujet particulier me plaît à plusieurs titres : celui de praticien de santé naturopathe depuis plus de 30 ans, de professeur de naturopathie, de conférencier et de psychothérapeute, mais aussi celui d'utilisateur personnel régulier et surtout de père. À ce niveau, j'essaie de garantir à mes quatre garçons une hygiène de vie et une santé/vitalité leur permettant de vivre ***une vie pleine de bonheur,*** sans maladie, en réservant l'utilisation de la médecine allopathique – avec son arsenal de molécules chimiques et synthétiques – aux cas d'urgence (médecine allopathique qui, quoi qu'on en dise, a fait dans certains secteurs des progrès considérables, permettant à des personnes d'être sauvées de la mort ou d'une infirmité…) !

Mon but, en écrivant cet ouvrage, a été et est de faire prendre conscience aux lecteurs que l'on peut, dans beaucoup de circonstances quotidiennes, utiliser la phytothérapie dans son ensemble pour *résoudre* nos maux de tous les jours.

Pour cela, il faut bien considérer que la santé/vitalité est un trésor dont nous sommes propriétaires et responsables.

La phytothérapie fait partie de notre patrimoine national et bon nombre de nos aïeux ont gardé une vitalité grâce aux vertus bienfaisantes des plantes... sans l'arsenal chimique que nous connaissons tous.

Alors, pourquoi ne pas utiliser à notre tour ces plantes pour acquérir, garder ou augmenter notre capital vital et potentialiser notre système immunitaire, c'est-à-dire notre système de défense ?

Actuellement, l'engouement pour ***les médecines dites "douces"*** est à son apogée, et dans les salons et congrès où je fais régulièrement des conférences, le nombre de participants confirme cette tendance.

Cependant, dans ces mêmes salons, je vois de nouvelles méthodes pointer à l'horizon – et chacun d'argumenter qu'il s'agit d'une méthode douce, infaillible, testée..., et ceci avec des termes pseudo-scientifiques.

Mais il y a beaucoup de médecines dites "douces" qui ne sont pas aussi douces qu'elles veulent bien le laisser entendre. Elles n'ont de doux que le nom et sont également, sans discernement, en opposition permanente avec la médecine officielle considérée par certains puristes, mais néanmoins sectaires, comme la médecine du diable.

Ces personnes pensent-elles peut-être soigner et guérir une laryngite striduleuse, une salpingite aiguë ou encore une méningite cérébro-spinale avec des cataplasmes de feuilles de chou bio broyées ou des cataplasmes d'argile mélangée à des plantes et/ou des huiles essentielles ?

Je réponds sans hésiter NON ! Certaines affections nécessitent inévitablement le recours à la médecine allopathique. Cette affirmation – qui peut surprendre certains fanatiques – ne signifie nullement que je conseille d'y avoir recours systématiquement.

On peut très bien utiliser les plantes et les huiles essentielles chémotypées dans un contexte naturopathique. Il conviendra d'adopter simultanément une hygiène de vie avec une réforme alimentaire, la pratique d'un exercice physique, la relaxation, de faire le point sur son état psychique et d'activer ses émonctoires pour "nettoyer ses humeurs".

Autre considération pour répondre à ceux qui ont besoin de tout démontrer scientifiquement : certes, il a été possible d'isoler certains principes actifs des plantes ou des huiles essentielles, ce qui a permis de démontrer certaines actions thérapeutiques, mais il reste encore certaines actions curatives ou préventives que les scientifiques ne comprennent pas, alors qu'elles sont connues de nos Anciens.

Faut-il donc tout comprendre scientifiquement ou s'intéresser aussi aux vertus empiriques reconnues et ancestrales, même si l'orgueil des scientifiques s'en trouve ébranlé ?

Il convient donc de prendre conscience que ces plantes – qui nous paraissent aujourd'hui si ordinaires – sont en réalité un trésor extraordinaire. En effet, quoi de plus banal que la menthe, le thym ou la sarriette..., et pourtant, qui les connaît vraiment et utilise leur remarquable efficacité pour acquérir ou accroître son potentiel vital, améliorer, par exemple, sa digestion ou son sommeil ou lutter contre des agents infectieux ?
On les cherche à l'autre bout du monde – sous les tropiques – et on investit des sommes considérables

dans la recherche pour trouver des principes anti-infectieux capables de remplacer les antibiotiques, devenus insuffisants parce que les souches microbiennes sont elles-mêmes devenues résistantes à ces produits, qui ont été considérés comme miraculeux, voire universels, à leurs débuts.
Dans tous les coins du monde, les laboratoires financent sans relâche, des expériences terrestres ou sous-marines pour trouver “le remède” qui permettra une modification de la réponse immunitaire, une lutte sans merci contre le HIV... alors que, depuis toujours, nous avons dans nos jardins, sur les étals de nos marchés, dans nos prés ou bois, la solution à beaucoup de nos problèmes quotidiens.

Comme nous le verrons dans les pages qui suivent, les huiles essentielles ne sont pas aussi inoffensives que cela compte tenu de leurs composants.

Cependant, allier les huiles essentielles aux plantes (les simples) permet une utilisation quotidienne sans risque de celles-ci. Cela peut être réalisé grâce à un procédé particulier mis au point par mon ami, Marc Josifoff.

Mais attention, certains praticiens ou utilisateurs de ces médecines douces – et donc de la phytothérapie dans son ensemble – utilisent ces méthodes avec le même esprit allopathique que les médecins modernes, c'est-à-dire uniquement dans un but antisymptomatique et sans aucune réforme globale ni prise en compte de l'aspect holistique de l'homme.

Ce n'est pas ce genre de phyto-aromathérapie antisymptomatique que je conseille et que vous découvrirez dans cet ouvrage. Ce qui ne signifie pas que, dans certaines périodes de la vie et pour une durée courte, on ne puisse prendre les *simples* dans le but “d'éteindre l'incendie”, mais on pourra également les utiliser comme correcteur de terrain.

Bon nombre des maux quotidiens peuvent être éliminés par une réforme d'hygiène de vie (alimentation, exercice physique, relaxation...) et par la bonne utilisation des plantes et des huiles essentielles biologiques, botaniquement et chimiquement connues.

Mais il ne faut jamais oublier que même la meilleure des techniques naturelles ne vaut rien si elle est retirée de son contexte naturopathique, soit des trois réformes de base que sont :

- l'alimentation,
- l'hygiène neuro-psychique et musculaire
- l'activation de nos quatre filtres bio-émonctoriels (système cutané, arbre respiratoire, système rénal et la trilogie inséparable intestins/foie/vésicule biliaire).

Les puissantes propriétés thérapeutiques des plantes et des huiles essentielles sont reconnues depuis l'Antiquité, ce qui explique que cette technique occupe une place prépondérante dans les méthodes naturopathiques modernes.

L'action de la phytothérapie sur l'organisme dépend, pour une grande part, de la composition même des plantes utilisées. En effet, on considère que les effets thérapeutiques de ces plantes sont dus aux principes actifs qu'elles contiennent. Ce n'est qu'au cours du XVIIIe siècle que ces éléments et substances chimiques ont été isolés et extraits.

C'est cette recherche des principes actifs extraits des plantes qui a permis la mise au point des principaux médicaments qui ont révolutionné la médecine dite moderne.

N'omettons pas que *l'homme et les plantes vivent en symbiose depuis la nuit des temps* et qu'il les utilise depuis toujours, aussi bien à titre préventif que curatif.

Le but de cet ouvrage est d'informer la mère et/ou le père de famille ou l'étudiant en naturopathie, mais aussi celui qui a décidé de prendre en charge sa santé/vitalité, des *règles de base à respecter* pour obtenir les meilleurs résultats préventifs ou curatifs des plantes ou des huiles essentielles.

Pour que la phytothérapie soit efficace, il faut savoir s'en servir ! Comment utiliser les plantes ou les huiles essentielles ? Y a-t-il un risque à les prendre par voie buccale ? Y a-t-il des plantes et/ou des huiles essentielles à proscrire impérativement chez les bébés, les enfants ou la femme enceinte ? Existe-t-il des plantes et/ou des huiles essentielles spécialement préparées pour une ingestion sans risque ?

Voilà autant de questions auxquelles cet ouvrage va tenter de répondre le plus clairement possible et toujours avec bon sens et logique.

Les ***12 plantes et leurs huiles essentielles*** que j'ai choisies sont toutes issues de plantes alimentaires et/ou condimentaires afin de rester à la portée de tous. Seules ou associées, elles peuvent couvrir l'ensemble des besoins thérapeutiques au sein d'une réforme naturopathique au quotidien.

Les données qui suivent sont le résultat de trente années d'expérience et d'exercice de la naturopathie en cabinet et comme professeur de naturopathie holistique dans diverses écoles européennes.

Il s'agit de plantes et d'huiles essentielles qui – ***grâce à un procédé particulier et innovateur*** – sont à visée interne et qui, plus est, sont agréables au goût, ce qui n'est pas toujours le cas.

Plante entière ou extrait ?

La phytothérapie classique que je conseille et que j'enseigne recommande d'utiliser la plante entière (totum), même si l'étude des différents principes actifs permet d'expliquer scientifiquement *in vitro* l'action curative ou préventive de la plante. Mais la plante entière est plus efficace curativement que le principe actif pris isolément, et on ne sait toujours pas comment la plante agit *in vivo*.

La plante entière est plus efficace que la somme de ses composants (des centaines de substances biochimiques actives). De plus, cette action est tributaire de la quantité des principes actifs présents ou absorbés, et on assiste quelquefois à des contradictions. Ainsi, la rhubarbe de Chine est laxative à doses importantes et antidiarrhéique à faible dose.

L'étude des principes actifs pris isolément – utile en soi – ne peut cependant pas tout expliquer.

Quoi qu'il en soit, l'emploi de la plante totale, entière, sera toujours préférable car les principes actifs connus et encore inconnus agissent en symbiose. Ainsi, on évitera les surdosages et donc les risques d'intoxication.

Les ***totums phyto-aromatiques*** – *ou TPA (plantes + huiles essentielles)* – permettent l'utilisation de la plante entière avec son cortège de principes actifs non volatils et volatils, enrichie d'huiles essentielles chémotypées avec leur arsenal de propriétés thérapeutiques.

La plante entière contient déjà en son sein des huiles essentielles – non distillées, mais néanmoins présentes, donc en symbiose avec les autres éléments et non agressives pour les muqueuses digestives, par exemple (voir chapitre suivant).

L'adjonction de l'huile essentielle distillée (de la même plante) sur cette plante, pour une action thérapeutique maximale, sera modérée et ne pourra en aucune manière être dangereuse pour la santé. Ce mélange ne nécessitera pas de précautions aussi drastiques que l'emploi d'huiles essentielles seules et pures.

Lorsqu'on me parle d'aromathérapie, plusieurs noms me viennent à l'esprit. Je remercie ici, pour leur enseignement écrit ou verbal : M. Gattefossé, le Dr Jean Valnet et Pierre Franchomme, qui m'a enseigné scientifiquement cette technique si précieuse.

Mise en garde : la phyto-aromathérapie familiale exclut les applications d'urgence dans un but médical, réservées exclusivement aux prescriptions d'un médecin phyto-aromathérapeute (médecin diplômé d'État), qui établira un diagnostic et préconisera un traitement spécifique adapté à chaque cas.

Cependant, en dehors de ces strictes applications médicales, les plantes et huiles essentielles – selon ce nouveau procédé – peuvent être d'un grand secours pour les "bobos de tous les jours", à condition cependant de respecter un minimum de règles fondamentales.

« Après le verbe "aimer",
"aider" est le plus beau verbe du monde. »
Baronne Bertha von Suttner

Introduction

On ne peut parler des plantes et des huiles essentielles sans en connaître certaines définitions, indications générales, précautions et contre-indications ainsi que leurs critères d'utilisation.

Il est intéressant de savoir que les plantes et les huiles essentielles de qualité sont rares, bien que cet élément soit majeur quant à leur action thérapeutique bénéfique.

Actuellement, beaucoup d'huiles sont hélas falsifiées, dénaturées, coupées, rectifiées, voire même chimiques ou synthétiques.

Bien entendu, dans cet ouvrage, seules les plantes et huiles essentielles de qualité biologique, définies et référencées chimiquement et botaniquement, sont citées.

Quelques considérations générales

- *à ce jour, seulement 10 % des espèces végétales de la planète ont été sérieusement étudiées,*
- *la pharmacopée chinoise est riche de plus de 20 000 végétaux,*
- *3/4 des médicaments consommés en Occident sont issus de plantes,*

- *certaines plantes contiennent plus de 10000 molécules différentes,*
- *selon une étude réalisée sur des souris, par l'Université du New Jersey et le Japan National Cancer Research Institute, la consommation quotidienne de thé vert stopperait 87 % des cancers de la peau, 58 % des cancers de l'estomac èt 56 % des cancers du poumon,*
- *selon l'OMS, environ les 2/3 de la population mondiale ont recours aux plantes pour se soigner,*
- *tout est bon dans les plantes : racines, écorces, tiges, feuilles, bourgeons, fleurs... Chaque partie est une véritable usine à produire des molécules biologiquement actives !*

(Texte extrait de *Ces plantes qui nous veulent du bien*, Marie Borrel – Hachette, coll. Phare)

Abréviations et termes phyto-aromatiques

HA	=	hydrolat aromatique
HE	=	huile essentielle
HECT	=	huile essentielle chémotypée
TPA	=	totum phyto-aromatique

Les définitions médicales employées sont expliquées en fin de livre (voir *Lexique des termes médicaux*).

PREMIÈRE PARTIE

Qu'est-ce que la phytothérapie ?

Du grec *phyton = plante,* la phytothérapie est certainement la plus ancienne médecine du monde. Ses origines se perdent dans la nuit des temps. En effet, comment connaître le début de cette merveilleuse aventure qu'est la phytothérapie ? Qui a eu l'idée d'utiliser les plantes pour se soigner ? Ou est-ce en observant les animaux que l'on a compris les vertus extraordinaires des plantes ?

Ce que l'on sait, c'est qu'actuellement, la majeure partie des médicaments modernes est issue des plantes : soit directement en utilisant les extraits, soit en servant de modèle pour en synthétiser les principes actifs.

Pendant longtemps, la médecine moderne a considéré la phytothérapie comme étant la science des tisanes de "bonne femme" (le terme exact est de *bonne fame* – qui signifie *fameux*, donc remède de bonne réputation !), aux vertus thérapeutiques incertaines ou, du moins, non certifiées scientifiquement !

Pourtant, avant l'ère des médicaments modernes (antibiotiques, cortisone...), les plantes étaient utilisées quotidiennement en infusion, en décoction, en pommade, en cataplasme, en vins médicinaux..., pour le plus grand bien de leurs utilisateurs.

Bien entendu, la science moderne a bouleversé tout cet équilibre.

Utiliser les plantes sous toutes leurs formes ne signifie nullement que, dans tous les cas où la vie est en jeu ou s'il y a des débordements microbiens trop importants, il ne faille pas avoir recours à la médecine moderne qui – avec son arsenal chimique – permettra rapidement de stopper les symptômes de la maladie. Mais il y a bon nombre de petits bobos ou désagréments qui pourraient être soignés par les simples (plantes).

En écrivant ces mots, il me revient une phrase pleine de bon sens et de logique de mon professeur et ami Pierre-Valentin Marchesseau : *"Si la théorie du microbe était si exacte que cela, il ne devrait plus y avoir quelqu'un pour pouvoir en parler, puisque l'avènement des antibiotiques n'est pas si lointain que cela."*

Comment expliquer que l'on ait pu résister à ces "microbes" ?

Certes, les microbes existent et nous ne pouvons pas vivre sans eux, dans un milieu aseptique. Mais certains d'entre eux, dits pathogènes, doivent leur capacité de pathogénécité au terrain humoral, psychologique, héréditaire... que nous leur proposons.

Autrement dit : *"Est-ce le moustique (microbe) qui engendre le marécage (terrain) ou est-ce le marécage qui engendre le moustique ?"* (Pierre-Valentin Marchesseau).

Quoi qu'il en soit, pendant des milliers d'années, les plantes ont fait leur preuve d'efficacité thérapeutique et populaire.

La phytothérapie est donc ***l'art d'utiliser les plantes*** – seules ou en synergie avec d'autres plantes ou avec d'autres produits – sous diverses formes, grâce à leurs propriétés spécifiques et dans deux buts fondamentaux et complémentaires :

- **antisymptomatique,** *par exemple : la menthe poivrée est utile pour soigner et/ou soulager les maux de tête, la mandarine ou la mélisse pour favoriser l'endormissement et trouver un sommeil réparateur...,* sans chercher la cause première,
- **correcteur de terrain et émonctoriel,** *par exemple : le romarin ainsi que le citron ont une action sur le filtre hépatique : ce sont de bons draineurs.*

Modes d'emploi traditionnel et classique des plantes

Depuis bien longtemps, l'homme a essayé de transformer les plantes pour les utiliser à des fins thérapeutiques.

Et le premier fut Galien qui tenta de réaliser un médicament à partir de la plante. Depuis lors, les transformations d'une plante en produit administrable à l'être humain se nomment l*es formes galéniques*, en hommage à Galien.

Les plantes peuvent contenir des principes actifs en symbiose dans toutes leurs différentes parties, telles que : graines, fleurs, feuilles, bourgeons, écorces, tiges, racines, sommités... Chaque partie est une véritable usine à produire des molécules biologiquement actives.

Bien entendu, chacune de ces parties a des impératifs concernant la récolte, la conservation, mais également ses règles d'utilisation (infusion, décoction, teinture-mère, vins de plantes, pommades, cataplasmes...).

L'objet de ce livre n'étant pas de développer la phytothérapie concernant la récolte ou la conservation, mais bien l'utilisation des plantes dans tous leurs états, j'occulterai volontairement ce chapitre, ce qui ne signifie pas qu'il ne soit pas important quant à la *puissance thérapeutique* et vitale de la plante.

Voie externe *(liste non exhaustive)*

- Le **cataplasme** : plantes fraîches broyées, cuites ou chauffées, mises dans une gaze et appliquées directement sur la peau.
- L'**onguent** : mélange de plantes et de corps gras ; le produit obtenu ressemble à une pommade.
- La **pommade** : mélange de plantes et de graisse animale que l'on fait mijoter au bain-marie et que l'on passe avec expression.

- ❍ Le **sirop** : solution de sucre et d'eau à laquelle on ajoute une infusion, une décoction ou une macération, puis qu'on laisse mijoter à feux doux pour obtenir une solution sirupeuse.
- ❍ Les **ovules, suppositoires, vinaigres, huiles essentielles**...

Voie interne *(liste non exhaustive)*

Certaines plantes séchées laissent diffuser facilement leur principe actif par infusion, d'autres par décoction ou par macération :

- ❍ L'**infusion** consiste à faire frémir de l'eau de source et de la verser sur la ou les plantes séchées ; couvrir, puis laisser infuser en moyenne 5 à 10 minutes ; filtrer et consommer sans sucre ni miel.
- ❍ La **décoction** consiste à plonger la ou les plantes dans l'eau froide de source, puis de faire bouillir pendant 1 à 15 minutes selon les parties utilisées ; filtrer et consommer sans sucre ni miel.
- ❍ La **macération à froid** dans de l'eau de source, à l'abri du soleil et à température ambiante, pendant 2 à 10 jours, en remuant un peu et délicatement chaque jour ; filtrer, presser et consommer sans sucre ni miel.
- ❍ La **macération dans du vin** de bonne qualité, pendant 2 à 3 semaines.

À noter que ces différentes formes d'extraction ne permettent pas d'obtenir l'ensemble des principes actifs.

Aujourd'hui, les plantes sont conditionnées sous diverses formes, ce qui permet une utilisation régulière, notamment au cours de voyages, chez les enfants, au bureau... :

- Les **jus et sucs**: s'obtiennent par pression.
- Les **extraits titrés**: les plantes sont mises à macérer dans un mélange d'alcool et d'eau, ce qui permet aux principes hydrosolubles ou alcoolosolubles de diffuser dans le liquide de macération. Puis le produit qui en résulte est séché, filtré et titré, c'est-à-dire que la teneur en principes actifs est toujours la même, quelle que soit la plante et la saison de la cueillette. L'ensemble est par la suite réduit en poudre et mis en gélules.
- Les **poudres**: ce sont des plantes séchées, réduites en poudre et tamisées, puis mises en gélules.
- Les **nébulisats**: les plantes sont mises en macération dans un mélange d'eau et d'alcool qui est chauffé et mis en centrifugation pour isoler les substances actives. Ces dernières sont ensuite récupérées et mises en flacons.
- Les **plantes cryobroyées**: les plantes sont gelées rapidement à très basse température, réduites en poudre, puis conditionnées en gélules (cette technique permet d'éviter l'utilisation de la chaleur qui détruit certains principes actifs).
- Les **suspensions intégrales de plantes fraîches** (SIPF): les plantes sont cryobroyées, puis stabilisées par des vapeurs d'alcool (pour conserver les principes actifs). L'ensemble est ensuite refroidi et conditionné en flacons.
- Les **alcoolatures :** comme le nom l'indique, c'est une macération dans de l'alcool pendant plusieurs semaines pour récupérer les principes actifs alcoolosolubles, puis le mélange est filtré et conditionné en flacons.
- Les **macérats glycérinés** (gemmothérapie) : ils résultent de la macération de bourgeons, radicelles... dans un mélange de glycérine et d'alcool. Puis le liquide obtenu est dilué au 1/10e dans un mélange d'eau, d'alcool et de glycérine.

- Les **huiles essentielles**.
- Les **hydrolats**.
- Les **élixirs floraux** : associés au nom d'Edward Bach qui a redonné aux plantes leurs dimensions psychologiques, c'est-à-dire éthérées et spirituelles. Pour lui, *l'équilibre-santé* ne peut être réalisé que par une union entre le physique, le mental et le spirituel. Sous certaines conditions (voir *Bref historique*), les plantes peuvent servir de tremplin pour garantir un équilibre émotionnel. E. Bach a mis au point 38 élixirs floraux, chacun correspondant à un état d'âme dont il est capable de régulariser les excès. En d'autres termes, les élixirs floraux sont des préparations liquides de plantes qui transportent une information vibratoire. Il y a donc une corrélation entre l'archétype d'une plante et un état d'âme particulier.
- Le **totum phyto-aromatique** : l'association de la plante entière et de son huile essentielle permet de garder en totalité les principes actifs de cette même plante en synergie et symbiose et en grande quantité. Ce qui permet également de réduire la prise d'huile essentielle pure, et donc d'éviter le risque d'intoxication avec ces substances merveilleuses, mais néanmoins difficiles à maîtriser pour le néophyte en aromathérapie. Le totum phyto-aromatique permet une utilisation des huiles essentielles sans risque. Ce nouveau procédé entre bien dans le cadre de la nature et du concept holistique de l'homme : *l'être humain est un tout, la plante est un tout !*

Qu'est-ce que l'aromathérapie?

C'est une technique phytothérapeutique qui consiste à utiliser – pour leurs principes actifs dus à des molécules aromatiques et dans un but thérapeutique – des huiles essentielles, substances issues de plantes aromatiques.

Qu'est-ce que l'essence de plante?

C'est une sécrétion naturelle élaborée par les plantes contenue dans leurs différents organes sécréteurs, en fonction de la partie utilisée.

Cependant, la dénomination d'essence ne s'applique qu'à certaines plantes telles que les citrus *(orange, citron, mandarine...)* parce qu'elles contiennent de la résine qui est trop lourde et ne peut donc pas être entraînée par la vapeur d'eau nécessaire à la distillation des huiles essentielles.

Qu'est-ce que l'huile essentielle (HE)?

C'est un extrait naturel de plantes ou de bois aromatiques obtenu par distillation à la vapeur d'eau. L'huile essentielle est constituée exclusivement de molécules aromatiques volatiles (si la qualité et la distillation sont correctes). *C'est donc une essence distillée.*

Là encore, comme dans bien d'autres domaines, il est courant d'entendre utiliser verbalement ces deux termes sans distinction.

Mais essence n'est pas synonyme d'huile essentielle (l'essence de plante subit des transformations biochimiques au cours de la distillation ; sa composition et, par extension, ses propriétés thérapeutiques, sont donc différentes). Ainsi donc, chaque fois que l'on proposera des essences de plantes autres que les citrus, il s'agira de falsification et de tromperie.

Qu'*est-ce que* *l'hydrolat aromatique* (HA) ?

Il s'agit de l'élément aqueux, mais néanmoins aromatique, qui est recueilli à la sortie de l'alambic après décantation avec l'huile essentielle.

Les hydrolats contiennent les molécules chimiques des huiles essentielles, mais de façon dissoute (généralement moins de 5 %).

Cette particularité des HA permet certaines utilisations – notamment chez les enfants et sur certaines parties du corps comme le visage – sans risque dermocaustique ou irritatif.

Qu'*est-ce que* *le totum phyto-aromatique* (TPA) ?

Selon le procédé mis au point par Marc Josisoff, c'est **l'association de plantes et d'huiles essentielles.**

Ce procédé révolutionnaire permet l'ingestion sans risque des HE distillées, qui n'ont donc pas besoin d'être présentes en grande quantité pour une efficacité maximale.

Classiquement, les plantes (les simples) sont utilisées fraîches (infusion, décoction...) ou sèches. Ainsi, elles peuvent être réduites et conditionnées sous forme de poudre en sachets, en flacons ou encore en gélules ou comprimés.

Cependant, le procédé (séchage et broyage) utilisé classiquement comporte des inconvénients : certains éléments fragiles – notamment les substances aromatiques volatiles – sont détruites et ainsi, les plantes même biologiques perdent une grande partie de leur effet thérapeutique.

Pour concentrer les principes actifs, on utilise alors des techniques d'extraction employant un solvant tel que l'eau ou l'alcool qui permettent d'obtenir les éléments actifs des plantes sous une forme soluble.

Une fois le solvant libéré (par déshydratation et/ou évaporation), on obtient un extrait sec, mais celui-ci est également dépourvu de la majeure partie des substances aromatiques volatiles de la plante.

Il existe une autre technique d'extraction : *la distillation à la vapeur d'eau.* Celle-ci permet de capturer de manière très concentrée les substances aromatiques volatiles de la plante sous une forme liquide : l'huile essentielle.

Mais là encore, de nombreuses substances très intéressantes, contenues dans la plante sèche et son extrait sec, sont absentes dans l'HE, notamment :

- des *substances nutritionnelles* telles que les vitamines, minéraux, oligo-éléments, acides gras, acides aminés…,
- des *substances à visée physiologique ou thérapeutique* telles que les saponines, tanins, fibres, terpènes non aromatiques, antioxydants…

Et là se situe la problématique : en effet, l'engouement pour l'utilisation des HE comme compléments alimentaires ou thérapeutique naturelle présente des inconvénients importants et des dangers pour les utilisateurs non avertis.

Les HE sont des substances liquides extraites des plantes dont l'utilisation n'est ni pratique, ni évidente, car leur goût très prononcé et leur très forte concentration en principes actifs peuvent les rendre très délicates, voire dangereuses à l'utilisation.

Les HE peuvent s'utiliser par voie interne en très petite quantité, mais leur dosage les rend difficilement utilisables. En effet, il est d'usage de conseiller à nos patients et autres utilisateurs de compter en “gouttes” (voir *Règles élémentaires et contre-indications pour une bonne utilisation des HE pures*). Mais bien souvent, le volume de cette goutte est déjà trop important pour une utilisation sans risque. Les dosages des HE ne sont donc pas pratiques à effectuer.

En externe, dans leur forme pure, les HE peuvent provoquer des brûlures aux yeux ou à d’autres zones sensibles du corps.

En interne, elles ne peuvent être ingérées pures à cause de leur concentration élevée en substances aromatiques. Dans leur forme classique, les HE peuvent donc être dangereuses à utiliser.

Cependant, sur les conseils d'un praticien aromathérapeute, on les prend actuellement avec du miel, diluées dans de l’huile, sur un sucre ou sur un comprimé neutre, mais cela n’est ni pratique ni agréable.

Certaines HE sont toxiques et peuvent occasionner des lésions dans l’organisme au niveau des organes internes ou des cellules les composant (cytotoxiques, hépatotoxiques, neurotoxiques, épileptisants…). Elles peuvent aussi déclencher l’avortement chez les femmes enceintes (abortive) et nuire au développement normal chez l’enfant.

Ces divers inconvénients posent donc un important problème pour la santé des utilisateurs et ne permettent pas l’optimisation de leur utilisation.

« Je suis persuadé que chaque fois qu'un homme sourit et mieux encore lorsqu'il rit ; il ajoute quelque chose à la durée de sa vie. »
Laurence Sterne (1713-1768)

DEUXIÈME PARTIE

Le totum phyto-aromatique selon son inventeur

En tant qu'utilisateur averti, je connais bien les difficultés liées à l'utilisation des huiles essentielles. Remarquables par leur efficacité, mais peu pratiques et dangereuses pour le néophyte, il est évident que l'engouement pour les huiles essentielles ne peut être démocratisé sans une évolution de leur présentation.

En réalisant des tests en laboratoire, j'ai découvert qu'il était effectivement très simple de fixer les huiles essentielles sur un support naturel (en l'occurrence, de la silice colloïdale) afin d'en obtenir une forme sèche qui permettra, par la suite, la fabrication d'un comprimé au dosage équilibré en HE.

C'est simple, efficace, naturel, mais personne n'y avait pensé !

Autre inconvénient majeur des HE : l'absence des nombreux principes actifs non volatils, mais pourtant précieux, contenus dans la plante entière. L'idée, encore une fois toute simple, consiste à marier la forme sèche de l'HE précédemment obtenue à sa propre poudre de plante sèche entière dont elle est issue. Ainsi était né *le totum phyto-aromatique : une nouvelle galénique révolutionnaire spécifiquement dédiée à l'utilisation des plantes aromatiques.*

Dès lors, la réalisation des comprimés se fait facilement par adjonction de sirop de blé biologique sans gluten, qui fait office de "ciment" naturel : il permet la tenue des comprimés à long terme.

Commercialisés notamment sous la marque Nutrarom, ces comprimés prédosés en HE et en poudres de plantes évitent l'ensemble des inconvénients liés à l'utilisation des HE pures tout en facilitant agréablement leur prise.

À titre d'exemple, l'HE de *cannelle* est particulièrement intéressante pour son action naturellement antiseptique, bactéricide et fongicide. Mais elle s'avère excessivement irritante, voire caustique, lorsqu'elle est ingérée seule. Quant au bois du cannelier, il est très riche en nombreux tanins, mucilages et antioxydants protecteurs.

Le procédé appliqué à la *cannelle* permet l'obtention d'une poudre fine et sèche de *cannelle*, suffisamment concentrée en principes actifs volatils et non volatils, mais non irritante. Cette poudre compressée se présente alors sous la forme d'un comprimé de *cannelle* à l'utilisation aisée, agréable et convenablement dosé en HE.

La complémentation nutritionnelle à base de plantes et surtout l'aromathérapie – tant prisées de nos jours – peuvent désormais être utilisées sans risques par chacun, de façon simple et pratique, avec plus d'efficacité grâce à *un dosage optimal entre la plante et son huile essentielle.*

Marc Josifoff

N.B. : Le procédé inventé s'applique à l'ensemble des espèces botaniques contenant des substances aromatiques et dont on peut extraire une HE, qu'il s'agisse de plantes ou d'extraits de plantes à visées alimentaires, culinaires, nutritionnelles, physiologiques ou thérapeutiques, ou que ces plantes ou extraits de plantes soient utilisés seuls ou mélangés entre eux.

Bref historique

De tout temps, l'homme a cherché dans le règne végétal sa nourriture, mais aussi ses remèdes.

Il a ainsi appris à ses dépens à discerner les plantes toxiques. Mais il a aussi utilisé les plantes à des fins liées à la magie et aux rituels religieux.

Les vertus thérapeutiques de certaines plantes sont connues depuis longtemps en Chine, en Inde ou en Mésopotamie. Déjà 4000 à 5000 ans avant J.-C., la civilisation sumérienne utilisait les plantes pour guérir les maladies.

Voilà pourquoi au XIXe siècle, le Dr Schlliden a dit que la pharmacognosie – c'est-à-dire la connaissance des remèdes naturels – est *la mère de toutes les sciences.*

Égypte

La civilisation la plus avancée dans l'utilisation des huiles essentielles est certainement l'Égypte de l'époque des pharaons. Les papyrus d'**Imhotep** (qui fût vénéré comme Dieu guérisseur), architecte, médecin et conseiller du pharaon Djoser vers 2800 avant J.-C., témoignent que *"l'origan, la cannelle, le genévrier et la menthe entraient dans les onguents et pommades, préparés en exprimant l'essence des herbes ou en les faisant macérer dans l'huile grasse".*

C'est à cette époque que les prêtres médecins, en même temps qu'ils prescrivent des plantes thérapeutiques, récitent des formules magiques et des incantations pour lutter contre le mal et le désordre, à l'origine de la maladie, et rétablir l'ordre de l'organisme.*

---

* Cette façon d'envisager la maladie cadre, pour une certaine part, avec le concept vitaliste et humoriste des praticiens de santé-naturopathes modernes qui considèrent que la maladie est la résultante d'une méconnaissance des lois de la santé et qu'en conséquence, le désordre dans "les humeurs" s'établit et l'organisme s'encrasse.

Pour embaumer les corps de leurs morts, les Égyptiens utilisaient des essences de plantes.

Il est à noter que les chercheurs modernes sont perplexes face aux formules et échantillons retrouvés dans les tombes pharaoniques.

Palestine

Les **Hébreux** sont les héritiers des pratiques égyptiennes ; ils utilisaient les huiles dans les offices religieux. On trouve un passage éloquent dans la Bible, où Élohim dit à Moïse : *"Trouve des parfums nobles, 500 sicles de myrrhe pure, 250 sicles de cannelle et autant de calamens, 500 sicles de casse et un setier d'huile d'olive, tu en feras un saint chrême, un mélange odorant comme le ferait un parfumeur."*

Grèce

Hippocrate (médecin grec né à Cos vers 460 avant J.-C.), considéré comme *le père de la médecine moderne (Serment d'Hippocrate),* fut le premier à donner des règles déontologiques, à conseiller une observation stricte des faits, un interrogatoire et une auscultation des patients.

Mais ce qui intéresse le praticien de santé-naturopathe que je suis, c'est qu'il se soit particulièrement préoccupé de l'hygiène de vie en général, de l'alimentation et qu'il ait prescrit régulièrement des simples.

Dans ses *Aphorismes*, Hippocrate indique l'utilité des bains aromatiques dans le cadre du traitement des maladies de la femme.

À Athènes, au cours d'une épidémie de grande peste, il conseille de brûler de la lavande, du romarin, de l'hysope et de la sarriette.

Un disciple d'Hippocrate, **Dioclès de Caryste**, rédige le premier manuel de phytothérapie de l'Occident.

Ce n'est qu'au IIe siècle, après J.-C. que naît, à Pergame, **Galien**, qui sera considéré comme un être sans foi ni loi : il pratique la dissection sur des animaux. Il marque l'histoire des plantes grâce aux différentes formes de conditionnements : *les formes galéniques.*

Chine

La médecine chinoise est l'une des plus anciennes médecines du monde, selon certains textes remontant à plus de 3500 ans avant J.-C.

On a retrouvé en Chine des textes datant d'environ 2800 ans avant J.-C., notamment le *Pen Ts'ao*, le plus ancien des traités de phytothérapie, rédigé par l'empereur jaune Chen-Nong (2838 à 2698 avant J.-C.), qui explique l'usage de plus de 100 plantes médicinales.

Les Chinois utilisaient des préparations oléo-aromatiques (huiles végétales + huiles essentielles) pour pratiquer le massage. Mais contrairement à ce qui est enseigné ou écrit habituellement sur ces anciennes pratiques, l'utilisation des plantes à usage médicinal était un procédé mineur. En effet, pour reprendre une comparaison pleine de bon sens et de logique : ***"Qui irait soigner la feuille malade d'un arbre, au lieu de s'occuper de l'arbre lui-même et de ses racines qui donnent la vie à la feuille, serait un insensé."***

Inde

L'*Ayurveda*, livre sacré écrit par Brahma, relate l'utilisation de plantes aromatiques pour vivre mieux et longtemps.

Le continent indien est l'une des régions du monde les plus riches en plantes aromatiques. Il y a 2000 ans, les huiles et eaux aromatiques étaient connues et utilisées dans les sacrifices religieux, mais aussi pour traiter le corps et l'esprit.

L'Inde est le pays d'origine du basilic où il était sacré.

Au Moyen Âge

Au début de cette période, l'utilisation des huiles essentielles tombe dans l'oubli : l'Europe connaît un retour à la sauvagerie. Le déclin de la connaissance et du savoir en sont les résultats et il faudra attendre la venue des Arabes pour assister à un nouvel essor de la phyto-aromathérapie.

Durant le Moyen Âge, les connaissances anatomiques n'évoluent pas à cause de la puissance de l'Église, très présente à cette époque.

L'apothicaire, ancêtre de notre pharmacien d'officine, jouait le rôle de conseiller et de distributeur des plantes médicinales. Il fabriquait aussi les médicaments.

Puis, petit à petit, les professions d'apothicaire et de médecin se sont différenciées et l'herboriste a été relégué à un rôle de distributeur uniquement. Bien entendu, il acceptait mal cette situation et continuait à conseiller l'utilisation des plantes qu'il connaissait parfaitement.

Cet état alla tant bien que mal jusqu'en 1941, date de la création des conseils de l'ordre.

Invoquant l'excuse d'une certaine désaffection de l'herboristerie, le conseil de l'ordre des pharmaciens provoqua la suppression de ce métier.

Au Moyen Âge, **Hildegarde de Bingen**, grande figure monastique née en 1098, prononça ses vœux à 14 ans et – se disant habitée de visions, de prémonitions – prétendait faire confiance à la nature. Elle écrivit alors de nombreuses formules de plantes.

En 1493 naît **Paracelse**, médecin et alchimiste suisse. Selon lui et selon sa théorie des signatures, *“la nature fournit à l'homme le mode d'emploi des plantes”*. Il suffit de regarder la forme des plantes et leur couleur pour en déduire les applications thérapeutiques. Ainsi, la noix est excellente pour le cerveau et la mémoire !

Les temps modernes

La théorie de Paracelse est à la base de l'homéopathie de **Samuel Hahnemann** (1755-1843).

Né en Hongrie, **Rudolf Steiner** (1861-1925), fondateur de la théorie anthroposophique, poursuit les travaux de Hahnemann. Sa théorie donne naissance à de nombreuses applications : enseignement (école Steiner), architecture, agriculture... et médecine anthroposophique, qui utilise pour une grande part les plantes médicinales. Steiner considère l'homme dans sa *triple dimension – corps, âme, esprit* – comme l'ont fait de nombreux chercheurs par la suite.

À noter que Rudolf Steiner était un admirateur de l'écrivain allemand **Goethe** (1749-1832), qui a publié plusieurs ouvrages scientifiques sur les couleurs, l'optique et les plantes. Cet engouement pour les simples s'explique par le fait que, gravement malade à 19 ans, il est sauvé par un remède alchimique prescrit par un vieux médecin. Selon Goethe, on ne peut connaître et guérir un organisme vivant en l'isolant de l'ensemble du monde, du temps et de l'espace. Ainsi, il compare cette dissociation avec la manière dont on cueille les plantes... c'est-à-dire sans conscience ! De plus, il conseille d'observer la plante et son évolution.

La première expérimentation scientifique, réalisée par **Chamberland** pour démontrer le pouvoir antiseptique des huiles essentielles, date de 1887.

En 1910, il a été démontré que l'huile essentielle de citron tue le pneumocoque en 3 heures, le streptocoque en 3 à 12 heures et le bacille d'Eberth en 1 à 3 heures.

Celui qui est considéré comme le précurseur de l'aromathérapie moderne est sans aucun doute **Gattefossé**, chimiste et parfumeur qui expérimenta sur lui les effets des huiles : la main brûlée par une explosion dans son laboratoire, il a eu le réflexe de la plonger dans de l'huile essentielle de lavande et constata un soulagement immédiat et une guérison ultra-rapide.

Ceci le poussa à étudier de plus près les propriétés des huiles essentielles. Mais n'étant pas médecin, il rencontra beaucoup de difficultés pour diffuser les résultats de ses recherches. Et malgré son incontestable efficacité, l'aromathérapie ne reçut pas l'accueil médical qu'il escomptait.

Il y a un homme que l'on ne peut passer sous silence tellement son œuvre est importante et présente encore de nos jours: **Edward Bach,** qui a redonné aux plantes leurs dimensions psychologiques, c'est-à-dire éthérées et spirituelles.

Pour ce docteur anglais, "l'équilibre-santé" ne peut être réalisé que par une union entre le physique, le mental et le spirituel. En ce sens, sous certaines conditions (les plantes doivent tremper quelques heures dans de l'eau de source et être exposées aux premiers rayons du soleil à l'endroit même où elles ont poussé), les plantes peuvent servir de tremplin pour garantir un équilibre émotionnel (ce qui ne signifie pas qu'il faille s'abstenir d'une psychothérapie).

Edward Bach met ainsi au point les *38 élixirs floraux,* chacun correspondant à un état d'âme dont il est capable de régulariser les excès.

N. B.: Je le répète, ces élixirs, aussi merveilleux soient-ils, ne résolvent en rien la problématique primaire ou existentielle du mal-être ressenti. Les élixirs peuvent servir de tremplin pour passer un cap difficile, mais il conviendra ensuite de se prendre en charge et d'effectuer une psychothérapie qui permettra de libérer les émotions enfouies depuis bien longtemps, qui n'ont jamais pu être exprimées pour différentes raisons telles que l'éducation judéo-chrétienne dans laquelle nous baignons ou parce qu'on est d'un tempérament inhibé.

Éclipsée pendant de nombreuses années par l'avènement du concept pasteurien, la phytothérapie semble revenir sur le devant de la scène médicale.

Plusieurs médecins prônent l'utilisation des plantes au détriment des médicaments, molécules chimiques. Ainsi, le Dr **Jean Valnet** (Docteur Nature) vulgarisa les extraordinaires puissances curatives et préventives des plantes et des huiles essentielles. Ses ouvrages font encore référence.

D'autres, bien entendu, continuent l'étude des plantes, et certains se sont spécialisés dans l'aromathérapie. Ce sont **Pierre Franchomme**, qui m'a enseigné scientifiquement les huiles essentielles chémotypées – ou HECT (voir plus loin) – et le **Dr Daniel Penoël**.

Néanmoins, il ne faut pas oublier que les médicaments occidentaux sont issus des pratiques phytothérapiques des anciens ou des “sorciers” des forêts tropicales. Ainsi, les laboratoires pharmaceutiques étudient les pratiques locales de soin avec la collaboration des tradipraticiens locaux, puis, après avoir découvert la molécule active de la substance étudiée, ils en synthétisent les principes actifs pour les commercialiser en officine.

Mais n'oublions pas que *les substances chimiques de synthèse sont des substances mortes* dont les résidus et déchets sont difficilement éliminés ; elles sont stockées durant de nombreuses années dans certains organes et dévitalisent ainsi l'être humain.

Mais il en est de la science des plantes comme de bien d'autres techniques chères aux praticiens de santé-naturopathes : ainsi découvre-t-on, à grands coups médiatiques, qu'une grande étude épidémiologique a réussi à prouver que pour éviter le cancer et d'autres pathologies, il faut manger 4 ou 5 fruits et légumes par jour..., et la presse de continuer : ***la santé est dans votre assiette, quelle découverte !*** *Ne*

serait-ce pas ce que nous, praticiens de santé-naturopathes – et nos prédécesseurs (notamment P.-V. Marchesseau, André Roux...) – nous nous efforçons de faire comprendre au public depuis plus de 30 ans dans nos conférences, nos ouvrages ou notre enseignement ! Il n'y a donc rien de nouveau... rendons à César ce qui appartient à César !
Et ce n'est pas terminé : que lit-on sur les placards publicitaires dans les rues ou qu'entend-on sur les ondes radiophoniques : manger des fruits et légumes frais, congelés ou en conserves !
Alors là, on croit rêver en entendant ce genre de bêtises "scientifiques". En effet, comment peut-on croire – et surtout comment peut-on oser dire ou écrire – que les fruits frais et légumes frais crus ont la même valeur nutrionnelle (vitamines, minéraux, oligo-éléments, enzymes) que les fruits et légumes en conserves ? C'est simplement oublier que la cuisson (souvent à l'autocuiseur) détruit tous les éléments nutritifs, qui protègent sans aucun doute contre les maladies cardio-vasculaires et certains cancers.
Consommons donc des fruits et légumes frais les plus crus possibles (ou du moins pas trop cuits) pour conserver leur valeur.

Chaque année, l'industrie pharmaceutique commercialise de nouveaux médicaments issus des substances végétales. Actuellement, la mode est aux plantes et aux hormones végétales !

On commence également à s'intéresser aux huiles essentielles issues des plantes qui possèdent des propriétés non négligeables (anti-inflammatoires, antibiotiques...) et qui pourraient leur octroyer le titre de médicaments du futur.

Les critères d'une bonne huile essentielle chémotypée et biologique

Elle doit être 100 % naturelle et, si possible, biologique (issue de plantes sauvages ou cultivées), 100 % pure, non dénaturée par l'adjonction de molécules chimiques, distillée à la vapeur d'eau de source, dans un alambic. La température et la durée de ce processus sont surveillées méthodologiquement.

Seules les essences issues des agrumes sont obtenues par expression, qui consiste à briser mécaniquement les poches à essence des zestes frais.

Toutes ces conditions expliquent pourquoi les huiles essentielles sont si onéreuses car il faut, par exemple, 150 kg de sommités fleuries pour obtenir 1 kg d'huile essentielle de *lavande vraie*, entre 5 à 10 tonnes pour obtenir 1 kg d'huile essentielle de *mélisse*...

Bien entendu, comme toujours, l'appât du gain facile a incité certains producteurs peu scrupuleux (de plus en plus rare, il faut le reconnaître) à avoir recours à des pratiques douteuses de distillation ou à vendre des huiles falsifiées, modifiées, déterpénées, si ce n'est totalement synthétiques.

On trouve également sur le marché du "naturel" des essences de *rose*, de *niaouli*... à des prix très bas ! C'est abuser de la crédulité des utilisateurs qui ne font pas la différence entre essence et huile essentielle.

Il faut donc impérativement connaître l'origine, la race botanique et les composants chimiques de chaque produit.

Ainsi, une huile essentielle chémotypée (HECT) est une HE correctement définie qui aura donc une action thérapeutique, elle aussi bien définie.

Les laboratoires soucieux de la qualité de leurs huiles essentielles peuvent fournir à tout instant une carte d'identité de chaque huile : la chromatographie.

La garantie d'une huile essentielle de qualité repose sur plusieurs critères fondamentaux :

❍ L'identité, espèce botanique exacte de la plante en latin, pour éviter les confusions. L'espèce est composée du genre *(lavande)*, de l'espèce spécifique (vraie, aspic, hybride...).

❍ Le mode de culture et de récolte (sauvage et biologique, donc sans pesticides).

❍ La race chimique (les éléments chimiques composant l'HE). Ainsi :

• le *thym* existe sous plusieurs races chimiques différentes qui produisent donc des HE de compositions différentes et donc d'activité thérapeutique différente *(thymus vulgaris geranioliferum, thymus vulgaris linaloliferum, thymus vulgaris thuyanol 4, thymus vulgaris thymoliferum)*,

• le *romarin* possède une action bien connue sur le foie et la vésicule biliaire (seul le *romarin à acétate de bornyle* ou *à verbénone* possède cette particularité, alors que le *romarin à camphre* est toxique pour le foie).

❍ Le mode d'extraction (distillation à la vapeur d'eau, choix de l'alambic en inox ou en cuivre, température sous basse pression, durée prolongée, eau de source).

❍ 100 % pure, c'est-à-dire non mélangée à d'autres huiles essentielles.

❍ Si nécessaire, l'organe producteur (feuilles, fleurs, sommités, bois...).

En pratique internationale, on utilise les termes suivants : en *latin*, le nom de l'espèce est suivi du nom de la molécule spécifique et terminé par :

– *ifera* pour une plante au nom féminin,

– *iferum* pour une plante au nom masculin.

Exemple :
- en français : huile essentielle de *romarin officinal à verbénone,*
- en latin : huile essentielle de *rosmarinus officinalis verbenoliferum.*

Les principaux éléments chimiques des plantes

Les plantes contiennent de nombreux composés volatils et non volatils. L'étude biochimique des végétaux permet de déterminer, en plus ou moins grandes quantités, quatre grands groupes de substances (principes actifs) dont l'action détermine les vertus thérapeutiques de la plante.

Cependant, il reste encore beaucoup d'inconnus à propos de ces vertus qui ne sont pas toujours explicables par les composés chimiques. Et pourtant, nos Ancêtres connaissaient parfaitement l'action curative des plantes... sans en connaître la chimie !

❍ Les **alcaloïdes** forment un groupe d'éléments très large, dont certains ont des vertus médicinales indiscutables telles que :
- la mescaline qui possède, à haute dose, des vertus hallucinogènes,
- la colchicine aux vertus antimitotiques,
- l'émétine aux vertus amœbicides,
- la quinine aux vertus antipaludiques,
- la vinblastine aux vertus antitumorales,
- la caféine aux vertus excitantes,
- l'atropine aux vertus sédatives, agissant également sur les troubles de la maladie de Parkinson (Belladone).

❍ Les **phénols**: il existe une grande variété de phénols simples *(acide salicylique – aspirine)* ou composés *(composés phénoliques, glucosides)*. Les phénols sont anti-inflammatoires et antiseptiques. Les acides phénoliques, comme l'acide rosmarinique, sont fortement antioxydants et anti-inflammatoires et peuvent même avoir des vertus antivirales :

– les flavonoïdes aux vertus anti-inflammatoires, antiradicalaires, protecteurs vasculaires,
– les antracyanosides, pigments responsables de la couleur de certaines plantes, aux vertus anti-inflammatoires, protègent le système veineux,
– les quinones possèdent une activité antibactérienne, antivirale, antifongique et antiparasitaire,
– les acides phénols qui sont des anti-inflammatoires très volatils (acide caféique, acide salicylique),
– les lignanes aux vertus antivirales, cytostatiques, antimitotiques, anti-allergiques, hépatoprotectrices.

❍ Les **flavonoïdes**: ce sont des éléments présents dans presque toutes les plantes. Ils servent à colorer en jaune ou en blanc les fleurs ou les fruits. Les flavonoïdes ont des vertus anti-inflammatoires, antivirales, antiradicalaires, protectrices vasculaires et hépatiques.

Notamment l'hespéridine et la rutine, présents dans le *citron,* par exemple, renforcent les parois des capillaires. Les isoflavones ont des effets œstrogéniques efficaces dans le traitement des troubles liés à la ménopause.

Les bioflavonoïdes

Les éléments qui constituent les cofacteurs de la vitamine C et qui lui sont liés dans les aliments, tels que le citron et l'orange, sont appelés bioflavonoïdes. On les appelle également vitamine P *parce qu'elles ont été isolées dans le paprika...*, d'où leur nom de "*facteur vitaminique P*".

Les bioflavonoïdes agissent en synergie avec la vitamine C dont elles potentialisent les effets. Elles sont toutes d'origine végétale, et les plantes telles que le sephora japonica, le pin maritime, le marron d'Inde, l'hammamélis, la myrtille et les pépins de raisin, en sont particulièrement riches. La vitamine C et les bioflavanoïdes agissent conjointement pour protéger les vaisseaux sanguins *(capillaires et veines).*

- Les propriétés des bioflavonoïdes sont diverses : antiradicalaires par chélation du fer, protectrices de l'adrénaline (vasoconstrictives) contre l'auto-oxydation, circulatoire (par augmentation de la résistance de l'épithélium vasculaire et diminution de la perméabilité capillaire), anti-bactériennes, hypocholestérolémiantes ; de plus, elles stimulent les fonctions biliaires.
- Les plus connues des bioflavonoïdes sont la *rutine*, la *quercétine*, l'*hespéridine*, l'*esculine*, que l'on trouve notamment dans la peau des agrumes, mais aussi dans les cerises, les abricots, les baies de cassis.

"*Les flavanoïdes naturels :*
- *sont capables de chélater les ions* Cu_2 + *épargnant la vitamine C d'une oxydation qui la détruirait,*
- *renforcent l'absorption de la vitamine C au niveau intestinal,*
- *augmentent la teneur en vitamine C de différents organes (effet important comme traitement complémentaire dans la cataracte).*"

(Texte extrait des notes informatives de la société Pileje).

- La ***quercétine***: bioflavonoïde extraite de nombreux fruits et légumes (brocoli, courgette, oignons jaune et rouge, raisin noir, sephora japonica), à action antiradicalaire, anti-inflammatoire, anti-allergique par inhibition de la libération d'histamine et de la production de leucotriènes. Elle empêche la dégradation de l'ADN et entrave la croissance des tumeurs cancéreuses.
- Le ***pycnogénol***: antiradicalaire extrait de l'écorce de pin, il a la particularité de traverser la barrière encéphalique, lui permettant ainsi de protéger le cerveau et les tissus nerveux en général contre l'oxydation. Son action antioxydante est 20 fois supérieure à celle de la vitamine C et 50 fois supérieure à celle de la vitamine E.

(Texte extrait de l'ouvrage *Stress et immunité*, du même auteur, à paraître aux éd. Jouvence).

❍ Les **anthocyanes**: ce sont des éléments qui donnent la couleur bleue, rouge ou pourpre aux fleurs et aux fruits. Ce sont de puissants antioxydants qui maintiennent une libre circulation sanguine.

❍ Les **tanins**: toutes les plantes contiennent plus ou moins des tanins qui permettent de stopper les hémorragies. Les tanins ont également des vertus antibactériennes et astringentes, ce qui permet de retendre les tissus, notamment les veines variqueuses ou les intestins diarrhéiques.

❍ Les **coumarines**: éléments aux vertus anticoagulantes, mais photosensibilisantes, les coumarines se trouvent dans de nombreuses plantes. Certaines furocoumarines – comme la khelline de l'ammi visnaga (khella) – ont une puissante action de vasodilatateur coronarien.

❍ Les **saponines**: comme le savon, elles produisent de la mousse et se trouvent dans les plantes sous deux formes: les *stéroïdes* et les *triterpénoïdes*. Les stéroïdes ont une structure moléculaire semblable à celle des hormones humaines (cortisone, placenta, œstrogène...). À noter que l'igname sauvage contient des saponines stéroïdes qui permettent de synthététiser la pilule contraceptive. Quant aux triterpénoïdes, elles sont expectorantes et facilitent l'absorption des aliments.

❍ Les **anthraquinones**: éléments qui combattent la constipation, mais avec un effet irritant et laxatif si elles sont présentes en trop grandes quantités.

❍ Les **glucosides cardiaques**: ces élements – comme la digitoxine, la digixine, la convallotoxine – ont une action sur le rythme cardiaque en cas d'affaiblissement. Pour aider le cœur dans son énorme travail, les glucosides cardiaques sont également diurétiques.

❍ Les **glucosides cyanogéniques**: à petites doses, ces éléments ont un effet sédatif sur le cœur et les muscles.

❍ Les **polysaccharides**: éléments présents dans toutes les plantes, ce sont des mucilages et des gommes permettant de calmer des tissus enflammés.

❍ Les **vitamines**: certaines plantes, notamment potagères, sont très riches en vitamines. Ainsi, le *citron*, l'*orange*, la *mandarine*... contiennent des doses élevées de vitamine C.

❍ Les **minéraux:** certaines plantes, notamment potagères, sont très riches en minéraux. Ainsi, la *prêle*, le *basilic*, la *coriandre*... contiennent des doses élevées en minéraux, notamment en silice, mais aussi en magnésium et calcium.

Les principales molécules chimiques des huiles essentielles

Certaines molécules présentes dans les plantes à l'état sauvage disparaissent à la cueillette ou lors de l'exploitation de la plante (infusion, décoction, gélules...). Certains de ces éléments biochimiques se retrouvent cependant dans les principes actifs volatils de l'HE de la même plante.

Il est fondamental – pour celui qui veut bénéficier de tous les principes actifs de la plante – *d'allier la plante entière à son HE*, ce qui constitue **le totum phyto-aromatique.**

❍ Les **alcools** (géraniol, linalol, thuyanol, myrcénol, terpinéol, menthol, pipéritol)
En général, ce sont de puissants anti-infectieux qui agissent directement sur les germes pathogènes. Ils corrigent également le terrain et stimulent le système immunitaire. Il faut distinguer :

- Les ***alcools monoterpéniques ou monoterpénols*** : toniques généraux et nerveux en particulier, anti-infectieux puissants dits à large spectre (bactéricide, viricide, fongicide, parasiticide), immunomodulants...

  Exemples :
  ✓ *thuyanol 4 (thym vulgaire à thuyanol 4),*
  ✓ *linalol (thym vulgaire à linalol, à large spectre) :* bactéricide, viricide, fongicide, immunomodulant (augmente les gamma-globulines en déficit et baisse les gamma-globulines en excès),

✓ *laurier noble,*
✓ *menthol (menthe poivrée),*
✓ *citronnellol (géranium rosat).*

• Les ***alcools sesquiterpéniques ou sesquiterpénols*** : toniques généraux et stimulants, cardiotoniques, phlébotoniques, décongestionnant veineux et lymphatique, immunostimulants, hormones-like…, mais moins anti-infectieux que les monoterpéniques.

Exemples :
✓ *carotol (carotte),*
✓ *santalol (santal),*
✓ *viridiflorol (niaouli),*
✓ *salviol (sauge sclarée).*

• Les ***alcools diterpéniques ou diterpénols*** : hormones-like (action régulatrice au niveau hormonal en fonction de leur structure semblable aux hormones stéroïdes sexuelles humaines).

Exemple :
✓ *sclareol (sauge sclarée)*

☛ **Les alcools sont des molécules aromatiques qui ne sont ni dermocaustiques ni hépatotoxiques. Elles remplacent avantageusement les phénols, notamment chez les enfants.**

❍ Les **phénols** (thymol, carvacrol, australol, eugénol)
En général, ce sont de puissants anti-infectieux à large spectre (+ de 92 % des bactéries pathogènes y sont sensibles), des immunostimulants, bactéricides, viricides, parasiticides, fongicides, tonifiants et stimulants, hyperthermisants, hypertensifs.

☛ **Mais attention, ils sont hépatotoxiques et dermo-caustiques, notammant le carvacrol à forte dose et à prise répétée. À faible dose, ils sont toniques ; à dose plus élevée, ils sont excitants.**

Exemples :

✓ *thymol (thym vulgaire à thymol ou à linalol),*

✓ *carvacrol (sarriette des montagnes, origan à inflorescence compacte à carvacrol),*

✓ *thymol et carvacrol (menthe à longues feuilles à thymol carvacrol),*

✓ *eugénol (clous de girofle).*

❍ Les **oxydes** (1,8 cinéole, eucalyptole)
En général, ce sont de bons antiviraux couplés avec des HE contenant des alcools (*thym vulgaire à linalol,* par exemple), antiparasitaires, antibactériens (voir avec aromatogramme car fiabilité moyenne), antifongiques, expectorants (activité ciliomotrice de la muqueuse de l'arbre respiratoire), mucolytiques, décongestionnant au niveau broncho-pulmonaire, exocrino-stimulants, stimulants gastro-entériques.

Exemples :

✓ *romarin officinal à 1,8 cinéole,*

✓ *eucalyptus radiata,*

✓ *eucalyptus globulus,*

✓ *laurier noble.*

Attention : en cas d'emploi excessif, ils deviennent toxiques ou provoquent des troubles passagers, par exemple :

- *anethol = stupéfiant,*
- *ascaridol = neurotoxique et hépatoxique,*
- *myristicine et apiol = convulsivants.*

☛ **À déconseiller aux asthmatiques pour éviter les crises !**

❍ Les **cétones** (thuyone, italidione, pinocamphone, davanone, verbénone, menthone)

Principales propriétés :

- mucolytiques (lyse des mucosités qui encombrent l'arbre respiratoire et la sphère génitale) : *romarin officinalis à verbénone,*
- lipolytiques (lyse des lipides : action sur la cellulite et l'obésité) : l'hélichryse italienne agit par exemple sur le cholestérol, notamment sur les lipoprotéines HDL et LDL,
- antihématomes, anticoagulantes,
- anti-inflammatoires,
- cicatrisantes,
- antivirales (herpès) et cytoprotectrices,
- antifongiques (pour candidoses : *romarin officinal à verbénone),*
- antiparasitaires,
- immunomodulantes,
- cholagogue et cholérétique.

Exemples :

✓ *thuyone (thuya officinal),*
✓ *bornéone (basilic à camphre),*
✓ *verbénone (romarin officinal à verbénone),*
✓ *menthone (menthe poivrée).*

☛ **Attention : si dose élevée et répétée (3 gouttes d'HE pure) = action neurotoxique, stupéfiante, épileptisante et abortive !**

❍ Les **aldéhydes** (citrals, citronnellal, cuminal, cinnamaldéhyde)
Principales propriétés :
• anti-inflammatoires,
• effet calmant sur le système nerveux,
• hypotensives,
• hypothermisantes,
• hyperhémiantes,
• anti-infectieuses puissantes.

Exemples :
✓ *oranger bigaradier (citrals),*
✓ *thym vulgaire à citrals,*
✓ *cannelle de Ceylan (cinnamaldéhyde),*
✓ *mandarine.*

☛ **Attention : à forte dose, elles peuvent être irritantes au niveau de la peau et des muqueuses !**

❍ Les **ethers** (methylchavicol) : *acide + phénol = ether*
Principales propriétés :
• anti-inflammatoires,
• antispasmolytiques,
• calmantes, décontractantes,
• antalgiques,
• rééquilibrent le système nerveux (antidépressseurs psychiques),
• anti-infectieuses (loi du “tout ou rien”),
• anti-allergiques,
• hormone-like (œstrogène-like),
• digestives.

Exemples :
✓ *basilic,*
✓ *estragon.*

☛ **Attention : à forte dose, les ethers peuvent avoir des propriétés inverses !**

❍ Les **esters** (acétate de linalyle, de néryle, de géranyle ; salicylate de méthyle) : *acide + alcool = ester*
Principales propriétés :
- antispasmodiques,
- calmantes et toniques,
- réequilibrent le système nerveux,
- décongestionnantes en cas d'inflammation,
- antitussives,
- régulent le rythme cardiaque.

Exemples :
✓ *bouleau jaune,*
✓ *hélichryse italienne,*
✓ *angélique,*
✓ *romarin officinal à verbénone,*
✓ *menthe poivrée,*
✓ *géranium rosat.*

❍ Les **terpènes** (pinène, limonène, caryophyllène)
Principales propriétés :
- tonifiantes, énergétisantes,
- hormone-like (cortisone-like),
- stimulantes des glandes à mucine,
- antiallergiques (chamazulène),
- anti-inflammatoires,
- antalgiques,
- anti-infectieuses.

Exemples :
✓ *épinette noire,*
✓ *pin sylvestre,*
✓ *genévrier,*

✓ *romarin officinal à pinène,*
✓ *citron (limonène).*

☛ **À forte dose, les terpènes peuvent irriter la peau, mais moins que les phénols !**

❍ Les **coumarines** (bergamote, coumarine, angélicine)
Principales propriétés :
• sédatives nerveuses,
• anticonvulsivantes,
• hypothermisantes,
• hypotensives,
• anticoagulantes.

Exemples :
✓ *angélique,*
✓ *oranger bigaradier,*
✓ *coriandre.*

☛ **Attention : certaines coumarines – notamment les furocoumarines – ne doivent pas être employées sur la peau avant une exposition solaire car elles sont photosensibilisantes !**

❍ Les **lactones** (sédanolide, santolactone)
Principales propriétés :
• anticoagulantes,
• mucolytiques,
• hypothermisantes,
• béchiques,
• expectorantes.

Exemples :
✓ *inule odorante,*
✓ *laurier noble.*

« Bonne nature et bon sens doivent toujours se rejoindre ; l'erreur est humaine ; le pardon, divin. »
A. Pope

Les principales actions et propriétés des HE

(aperçu succint)

Ces actions et propriétés sont le résultat des composants chimiques (molécules chimiques naturelles) des HECT, parfois au nombre de 250 pour certaines HE. Ceci explique la polyvalence d'action de la plupart des HE.

Mais certaines HECT peuvent ne possèder qu'une seule molécule, comme l'HE de gaulthérie qui contient 99 % de salicylate de méthyle, dont l'action est anti-inflammatoire.

Voilà pourquoi, dans une certaine mesure, on peut parler de chimiothérapie naturelle quand on pratique correctement l'aromathérapie. Bien entendu, en fonction de ces composants (molécules aromatiques chimiques), certaines huiles peuvent être agressives pour les organes digestifs, les systèmes cutané ou nerveux.

Ces simples conseils élémentaires permettent d'éviter des effets iatrogènes et de condammer cette technique ancestrale : l'aromathérapie.

Mais avec le **nouveau procédé** abordé dans ce livre, on peut aisément éviter ces effets indésirables tout en bénéficiant des effets positifs, préventifs et curatifs des plantes dans leur totalité (totum phyto-aromatique).

1 – anti-infectieuses, antiseptiques

Le pouvoir le plus connu des HECT, et celui qui a été le plus étudié et démontré scientifiquement, est sans doute celui d'anti-infectieux (à noter que certaines HE – notamment celles contenant des phénols : *sarriette, cannelle, girofle, thym* – ont un pouvoir anti-infectieux supérieur aux antibiotiques – antibiotique = anti-vie).

Les cétones sont aussi des molécules anti-infectieuses mucopurulentes *(verbénone, thuyone, menthone...).*

Les HE ont également une action antibactérienne, antifongique, antivirale, antiparasitaire.

Les molécules antifongiques sont les lactones et les alcools. Les molécules antiparasitaires sont les phénols et les alcools monoterpéniques, mais aussi les cétones (attention à leur neurotoxicité).

2 – *anti-inflammatoires*

Les molécules chimiques nommées aldéhydes, par action hyperémiante, ont cette propriété non dénuée d'intêret *(eucalyptus citronné, gaulthérie...).*

Le *chamazulène (sesquiterpène)* agit en compensant la perte d'électrons des tissus enflammés, mais c'est aussi un remarquable anti-histaminique.

3 – *circulatoires*

Certaines molécules, notamment les sesquiterpènes, possèdent une action circulatoire au niveau veineux particulièrement intéressante pour les problèmes variqueux ou hémorroïdaires *(cyprès toujours vert, lentisque pistachier...).*

Mais il y a aussi des HECT, telles que l'*hélichryse italienne*, qui est l'huile la plus antihématome connue et efficace.

Le *citrus ladanifère* et le *géranium rosat* ont une activité hémostatique (qui arrête l'écoulement de sang).

D'autres propriétés, notamment hypotensives et hyperémiantes, sont attribuées à certaines molécules aromatiques.

4 – antispasmodiques

Les ethers et esters sont, semble-t-il, les molécules qui possèdent cette action importante *(basilic et estragon,* par exemple).

5 – antihistaminiques

Les molécules de *chamazulène* sont antihistaminiques, utiles dans les cas d'allergies se traduisant, par exemple, par de l'asthme.

6 – immunorégulatrices

Certaines HECT sont immunomodulantes (augmentent les gamma-globulines en déficit et baissent les gamma-globulines en excès), par exemple: *thym vulgaire à thuyanol 4, menthe poivrée, géranium rosat, ravensare aromatique...).*

D'autres sont immunostimulantes : les phénols = *sarriette des montagnes, thym vulgaire à carvacrol...*

7 – mucolytiques et expectorantes

Notamment les huiles riches en 1, 8 cinéole, telles que le *romarin,* l'*eucalyptus radiata* ou *globulus,* ont cette action pulmonaire expectorante.

Quant à l'action mucolytique, elle est principalement réservée aux cétones telles que *verbénone, carvone, menthone, pipéritone...* et aux *lactones.*

8 – calmantes du système nerveux

Les aldéhydes, ethers et esters possèdent cette action sédative *(citron, oranger, mandarine, mélisse...).*

9 – endocriniennes

Par exemple, le scaréol contenu dans l'HECT de *sauge sclarée – salvia sclarea* (mais également la *sauge officinale...* qui est interdite à la vente !), a une structure moléculaire analogue aux œstrogènes, ce qui explique son action directe au niveau endocrinien.

Le *pin sylvestre (pinus sylvestris)* et le *pin maritime (picea mariana)* sont des HECT dites cortison-like. Mais il existe des HECT antisurrénaliennes, telles que l'*angélique,* par exemple.

L'HECT de *basilic* permet de réguler les glandes surrénales lorsque celles-ci ont été trop sollicitées, par exemple suite à une période infectieuse.

L'HECT de *myrrhe* a une action anti-thyroïdienne.

10 – digestives

Certaines huiles possèdent des vertus carminatives indiscutables *(estragon, basilic, coriandre, mélisse, menthe...).*

D'autres ont des vertus cholagogues et cholérétiques (*menthe poivrée*, *romarin officinal à verbénone).*

Quant au *thym officinal à thuyanol 4,* il a une action hépatostimulante.

11 – cicatrisantes

Ce sont les cétones qui ont cette particularité d'accélérer la cicatrisation par synthèse protéique *(citron, romarin...).*

12 – neurovégétatives

Certains composants moléculaires aromatiques ont une action directe au niveau des récepteurs nerveux et des neurotransmetteurs (voir *Le pouvoir psychique des aliments,* du même auteur, éd. Jouvence).

Ainsi, certaines HECT peuvent avoir une action sur les différents composants du système neurovégétatif, constitué du système dit sympatique ou "orthosympathique" et du système parasympathique dit "vague" ou "X".

Par exemple :
- sympathicomimétique : *basilic, citron, sarriette,*
- sympaticolytique : *angélique, lavande, oranger,*
- parasympaticomimétique : *girofle, romarin,*
- parasympaticolytique : *estragon, thym.*

13 – énergétiques

Certaines huiles sont :
- négatives (apport d'électrons) : apaisantes, anti-inflammatoires, antispasmodiques,
- positives (captation d'électrons) : dynamisantes, pro-inflammatoires, toniques,
- apport de protons (acidification).

La recharge des organes se fait par l'intermédiaire des cellules sensitives olfactives ou gustatives, pulmonaires ou cutanées. L'application de ces huiles se fera donc en premier au niveau olfactif.

14 – antalgiques, analgésiques, anesthésiques

Tout le monde connaît l'action des clous de girofle sur les douleurs dentaires (eugénol = phénol), mais le *laurier noble* (phénol) et la *menthe poivrée* (menthol) ont également un effet calmant, notamment au niveau des douleurs céphaliques (maux de tête) ou traumatiques.

Il y a certainement d'autres propriétés, notamment subtiles ou comme véhicule d'informations : les études sont en cours. Cependant, il suffit de se rappeller que notre appendice olfactif – performant chez les animaux, mais anémié chez l'être humain pour différentes raisons telles que les pollutions, mais aussi parce qu'il n'est pas utilisé suffisamment – est un organe important en aromathérapie.

Au cours d'une inspiration d'HE, les cellules olfactives reçoivent des molécules chimiques qui ne sont que des messages subtils et vibratoires que notre cerveau et notre inconscient enregistrent. En ce sens, on peut parler de mémoire olfactive (cerveau primitif ou limbique).

Ainsi, on peut se souvenir d'odeurs "senties" il y a plusieurs années ! Mais si un souvenir "positif ou négatif" est relié à cette "odeur-souvenir", il peut provoquer des réactions organiques.

À noter que ce souvenir peut "revenir" dans certains états de conscience particuliers, notamment quand notre mental se met "en sommeil" (ce qui est rare dans notre société !).

Le fait de stimuler olfactivement notre mémoire peut être une technique psychothérapeutique non dénuée d'intêret que certains utiliseront avec beaucoup de succès. Mais là encore, aussi spectaculaire soit-elle, cette méthode ne pourra en aucun cas remplacer un contact humain au cours d'une séance de psychothérapie émotionnelle.

Règles élémentaires et contre-indications pour une bonne utilisation des HE *pures*

1 – **Respecter une bonne hygiène de vie générale** sans tomber dans l'obscurantisme outrancier.

2 – **Choisir des HECT de qualité irréprochable et contrôlée.**

3 – **Ne jamais introduire d'HE** dans les yeux, les oreilles ou autres orifices.

4 – **S'abstenir impérativement de suivre un autotraitement** aux HECT pures sans le conseil préalable d'un professionnel.

5 – **Respecter impérativement les doses** conseillées par le naturopathe-aromatologue – attention à la confusion entre grammes (g) et gouttes (gttes) :
1 g d'HE = environ 50 gttes = 2 ml = 2 cm^3.

6 – **Choisir la voie d'absorption** la moins agressive et la plus efficace, en retenant néanmoins que la voie externe est toujours préférable.

Voie externe

- **cutanée :** la moins caustique et la moins dangereuse organiquement (sauf si causticité), en application locale ou générale, avec des HE pures (*bois de rose, eucalyptus radiata, lavande, palmarosa...*) ou mélangées à des huiles végétales *(bellis, millepertuis, sésame, tournesol).*

  Précautions et contre-indications

  ✓ Jamais d'HE sur le visage (sauf sur indication d'une bio-esthéticienne), sous les bras et sur les organes génitaux.

  ✓ Pas de massage local ou général avec des HECT contenant des phénols *(origan, cannelle, girofle, sarriette, thym).*

  ✓ Pour les autres HE et suivant les cas (terpènes ou aldéhydes) : 5 à 20 gouttes pures ou diluées dans de l'huile de noisette, de sésame ou d'autres huiles végétales *(millepertuis).*

  ✓ On peut aussi utiliser les HE mélangées à des pommades ou crèmes *(Rapp, Esbériven, Huile égyptienne).* Demandez conseil à votre naturopathe.

- **dans les bains :** jamais d'HE pure dans le bain, sauf en dispersion dans un produit adapté (alcool, éther, huile...).

Il faut donc un dispersant, comme le bain moussant, le shampoing, le savon liquide, le lait en poudre non écrémé, le jaune d'œuf...
Dosage : 40 à 50 gttes par bain pour une HE douce.

• **pulmonaire :** c'est une des voies prioritaires car elle est naturelle *(pinède...)* et produit davantage d'effets de négativation des HE.
Les HE sont faciles à l'emploi dans un diffuseur, un vaporisateur, sur un mouchoir ou sur l'oreiller.

VOIE INTERNE

Uniquement sur prescription médicale ou sur le conseil de l'aromatologue-naturopathe !

En règle générale, une seule goutte d'HECT par tranche de 10 kg de poids corporel est suffisante.
Retenir que les hautes doses sur une période trop longue sont à bannir impérativement.

• **voie buccale :** sous forme de trace sur le doigt, sur un support tel qu'un comprimé de charbon du Dr Belloch, des granules homéopathiques neutres, dans un support alcoolique tel que teintures-mères, extraits fluides, extraits hydro-glycérinés, suspensions intégrales de plantes fraîches, propolis, dans un support alimentaire : jus de fruits ou de légumes, fromage blanc, miel, purée d'amandes..., ou dans support hydrique (disper, labrafil).

• **voie intestinale** (par exemple) :
– hydrosols en microlavements (1 à 2 c. à soupe),
– microlavements oléo-aromatiques (mélange d'HE et d'huile végétale),
– suppositoires aromatiques (à faire préparer).

- **voie vaginale :**
  – ovules vaginaux,
  – suppositoires vaginaux,
  – injections.

7 – Utiliser toujours les HE pures avec de grandes précautions, en tenant compte des contre-indications :

- **Les HE contenant des phénols,** tels que carvacrol, thymol, eugénol (hépatotoxiques et dermocaustiques) : *origan, cannelle, girofle, sarriette des montagnes, thym...* Les utiliser en dilution permet d'éviter les problèmes annexes.

- **Les HE photosensibilisantes** (molécules responsables = furocoumarines) : *bergamotte, citron, céleri.*

- **Les HE toxiques pour le système nerveux contenant des cétones** (neurotoxiques, épileptisantes) : *camphre, carvone, fenchone, thuyone.*

- **Les HE contenant des terpènes** qui sont irritantes pour la peau à forte dose : *citron, pin maritime, mandarine, eucalyptus globulus, romarin à cinéole.*

- **Les HE contenant des aldéhydes** qui sont irritantes au niveau cutané : *verveine citronnée, mélisse officinale, eucalyptus citronné.*

☛ **Attention aux effets cumulatifs :**
- **jamais d'HE pour la femme enceinte et le bébé ;**
- **respecter impérativement les conseils de votre praticien de santé-naturopathe !**

LES 12 TOTUMS PHYTO-AROMATIQUES BIOLOGIQUES

(plantes + huiles essentielles chémotypées biologiques indispensables et utilisables au quotidien)

Avertissement

Pour ne pas encombrer cette liste pratique utilisable par chacun, j'ai volontairement réduit toutes les explications trop complexes et/ou scientifiques ainsi que les noms en latin, afin que cet ouvrage conserve un aspect convivial et soit accessible à tous.

Les indications et principales actions thérapeutiques ne sont pas exhaustives et, en cas de doute, il conviendra de consulter un praticien de santé-naturopathe ou un aromatologue qualifié qui vous conseillera pour éviter les désagréments liés à l'aromathérapie et qui vous prescrira des dosages justes et sans double emploi.

Les voies d'utilisation ne sont données qu'à titre indicatif, il en existe de nombreuses autres non citées dans ce livre.

J'ai voulu expressément mettre l'accent sur la voie interne qui, ***grâce au totum phyto-aromatique (TPA)*** – procédé révolutionnaire mis au point par Marc Josifoff – permet une prise buccale sans risque des HE et des plantes tout en bénéficiant des effets de synergie ainsi que des vitamines, oligo-éléments, enzymes, principes actifs et aromatiques propres à chacune des formes.

Chaque fois que ce sera possible, il conviendra donc de préférer le TPA afin de bénéficier des effets cumulatifs de cette synergie ; chacune de ces formes ayant des avantages et des inconvénients liés à son extraction.

« Deviens celui que tu es.
Fais ce que toi seul peux faire. »
Nietzsche (1844-1900)

Le totum phyto-aromatique se présente sous forme de comprimé à sucer, à croquer ou à avaler, selon le désir de chacun. Cependant, à mon avis, sucer un comprimé permet une diffusion lente, mais complète, des principes actifs de la plante en totalité grâce aux papilles gustatives et à la richesse vasculaire de la langue et de la cavité buccale. De plus, l'information (plante + HECT) est transmise à une zone du cerveau extrêmement importante, l'hypothalamus, qui est chargé notamment de la coordination harmonieuse de notre système neurovégétatif (ortho- et parasympathique). Or, comme son nom l'indique, ce système nerveux autonome (sur lequel notre volonté n'a pas d'action) règle toutes les fonctions végétatives (digestives, rénales...).

Le TPA aura donc une double action :

- action directe sur les organes ciblés par les vertus thérapeutiques de la plante et de son HE,
- action indirecte par l'intermédiaire de l'hypothalamus sur nos organes végétatifs.

Les TPA se présentent sous forme de comprimés de 500 mg, dont 10 mg d'HECT.

La posologie générale est de 1 à 6 comprimés par jour, pendant 8 à 10 jours, puis d'1 comprimé par jour pendant 15 jours (selon le TPA) pour consolider les effets.

Cette forme permet d'utiliser sans risque des HE contenant, par exemple, des phénols, qui sont pourtant hépatotoxiques.

La quantité d'HE incorporée dans le comprimé est ainsi nettement moins importante que celle d'un traitement à base d'HE seules parce que la plante entière vient compléter l'action de l'HE.

Les applications thérapeutiques sont donc aussi importantes, mais n'ont pas les effets indésirables liés à la prise d'HE par voie buccale, effets que tous les aromatologues connaissent et qui nécessitent une surveillance stricte.

1

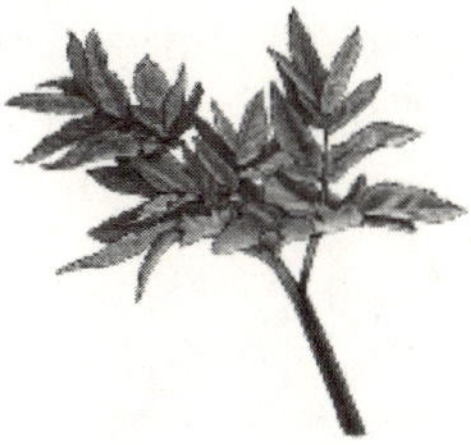

Angélique archangélique

(angelica archangelica)
famille des ombellifères

Appelée également *racine du Saint-Esprit* par les médecins de la Renaissance qui en faisaient grande consommation – ou encore *angélique des jardins, herbe aux anges* –, cette plante doit son nom, selon la légende, à l'archange Gabriel ou Raphaël qui l'aurait administrée à un sage ermite pour combattre la peste, en témoignage aux hommes comme remède miraculeux. Pour témoigner sa reconnaissance à l'ange, le moine appela cette plante *angélique*.

Paracelse raconte qu'en 1510, à Milan, où sévissait la peste, l'angélique se révéla être un “remède” précieux. Cette légende explique pourquoi, dès le Xe siècle, on cultive cette plante autour des couvents et monastères.

Pour trouver l'inspiration, les Lapons se couvraient la tête d'une couronne d'angélique. Encore de nos jours, les Lapons et les Esquimaux utilisent cette plante qu'ils font, pour la conserver, cuire dans du lait de renne.

Maurice Mességué raconte dans l’un de ses livres : *“J'ai entendu parler, dans le village de mon enfance, d'un homme mort à plus de 120 ans et qui attribuait son exceptionnelle longévité à l'habitude qu'il avait de mâcher de la racine d'angélique en guise de chique de tabac..."*

En France, les tiges d'angélique sont confites dans du sirop de sucre et utilisées pour la confection de confiseries et pâtisseries. On prépare encore aujourd'hui des liqueurs à base d'angélique, dont les plus connues sont la *Bénédictine* et la *Chartreuse*.

Origine : Nord de l'Europe, mais on la trouve aussi dans les montagnes du Midi de la France.

Partie utilisée : racine.

Principaux constituants *(plante + HE) :*

La racine contient des acides organiques tels que malique, valérianique, méthylacétique ; des tanins, des glucides et des cires, mais aussi des coumarines et furocoumarines aux vertus anticoagulantes. Les HE contiennent :

- α- et β-pinènes, limonène *(monoterpènes, anti-inflammatoires),*
- esters *(antispasmodiques),*
- monoterpénols *(immunostimulants),*
- ombelliférone, archangélicine, angélicine *(coumarines).*

Principales actions :

✓ tonifie et stimule l'appétit *(anorexie),*

✓ digestive *(aérocolie, ballonnements, flatulences, fermentations intestinales, favorise la production de bile),* stomachique *(augmente la sécrétion du suc gastrique et la production de pepsine et d'acide chlorhydrique),* carminative, antispasmodique intestinale *(notamment pour les colopathies accompagnées de ballonnements),*

✓ expectorante, mucolytique et anti-infectieuse dans les pathologies bronchiques ou rhino-pharyngées,

✓ calme le système sympathique, est sédative, efficace contre l'anxiété *(anxiolytique),* la fatigue nerveuse, l'insomnie *(comme la mélisse ou l'oranger)* et très utile en cas de dépression, de névrose,

✓ excellente pour les étudiants en période d'examens, les convalescents en état de faiblesse,

✓ anticoagulante,

✓ calme les règles douloureuses et limite les leucorrhées *(action œstrogénique),*

✓ excellente pour lutter contre les migraines et les vertiges d'origine digestive *(notamment en régulant la sécrétion biliaire),*

✓ aide à la cicatrisation des plaies et favorise l'élasticité du muscle cardiaque,

✓ l'HE équilibre la glande surrénale.

Quelques modes d'utilisation courants :

VOIE EXTERNE

- en onction sur les articulations douloureuses,
- en cataplasme de feuilles fraîches pilées sur les contusions,
- piler 2 comprimés du TPA, à mettre dans 15 ml d'HE d'*eucalyptus citronné* ou de *gaulthérie* + 30 ml d'huile végétale de sésame ou de noisette, puis appliquer le mélange sur les articulations douloureuses.

VOIE INTERNE

- 1 à 3 comprimés du TPA avant ou après chaque repas pour éviter l'aérophagie, les flatulences ou les diarrhées, en cas de fatigue générale ou de règles douloureuses,
- 30 g de racine râpée dans 1 litre d'eau bouillante, couvrir et laisser infuser pendant 10 minutes, puis filtrer ; boire une tasse par jour dans les cas d'asthme nerveux ou de migraine.

Précautions et contre-indications de l'HE pure :

- HE photosensibilante à cause des coumarines,
- à forte dose, l'angélique peut exciter le système nerveux et provoquer de l'insomnie.

Synergies des TPA possibles :

- avec le *romarin* ou le *basilic* (1 comprimé de chaque après les 3 repas) lors de dysfonctionnement stomacal,
- avec le TPA de *menthe,* c'est une merveilleuse synergie lors de troubles digestifs simples.

Mon avis :

C'est une plante peu connue et donc peu utilisée dans la pharmacopée familiale. Pourtant, elle rend d'excellents services, notamment au niveau des digestions difficiles et de l'agitation. C'est la plante de l'inappétence et des dyspepsies.

Elle régule aussi le système neurovégétatif. Elle est à la fois parasympathique et orthosympathique, ce qui explique son action quasi miraculeuse sur la sphère digestive, mais aussi cardiaque et respiratoire.

Attention, néanmoins, à l'utilisation des liqueurs d'angélique qui contiennent trop d'alcool.

La racine d'angélique se fixe dans la terre. Par extension, elle symbolise l'ancrage et fixe les racines de l'homme – et donc sa vigueur, sa force et sa détermination dans la sérénité.

« Un homme compétent est un homme qui se trompe selon les règles. »
Paul Valéry (1871-1945)

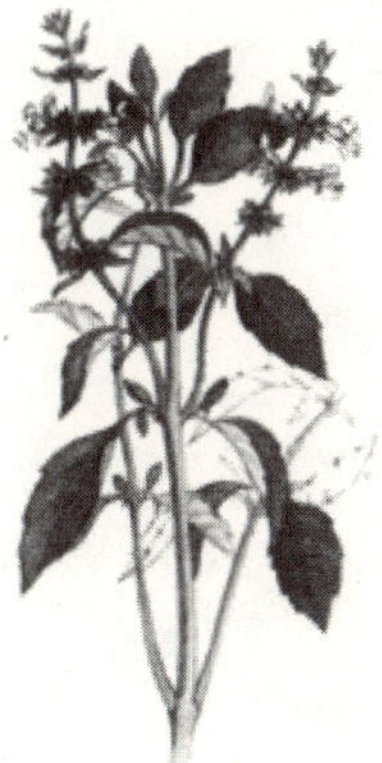

2

Basilic var. basilic

(ocimum basilicum var. basilicum)
famille des lamaciées

Nommé également *oranger de savetier* et *herbe du roi,* il s'agit d'une plante bien connue des jardiniers du dimanche pour agrémenter bon nombre de plats. Il suffit de mastiquer une feuille de basilic pour en apprécier la saveur et le goût légèrement poivré qui laisse dans la bouche une haleine particulièrement agréable.

En Égypte, le basilic entrait dans la composition servant à l'embaumement des morts. Il a été recommandé par Pline contre l'épilepsie. Il est dit que l'odeur de cette plante engendre la sympathie. En Crête, le basilic est synonyme de deuil et en Inde, c'est une plante sacrée. En Afrique, d'après la croyance populaire, le basilic est réputé pour éloigner les mauvais esprits.

Dans la religion orthodoxe, on ajoute du basilic à l'eau du baptême.

Ocimum vient du grec *okimon,* qui signifie *je sens.*

Origine : l'Inde, où il est consacré à Krishna et Vishnou ; il est utilisé lors des cérémonies religieuses et funéraires.

Puis le basilic est aussi cultivé dans les régions méditerranéennes où il est apprécié sous forme de "pistou provençal", mais on le trouve également à Madagascar, aux Comores, au Vietnam et en Égypte.

Parties utilisées : les feuilles et sommités fleuries.

Principales variétés : il en existe 150 ; les plus connues sont : *basilic exotique, basilic var. feuilles de laitue, basilic var. grand vert...*
Le basilic le plus employé en thérapeutique est l'espèce *basilic var. basilic,* ou *grand basilic (ocimum basilicum),* à ne pas confondre avec le *basilic européen (pistou)* dont la spécificité biochimique est le linalol.

Principaux constituants *(plante + HE) :*
- méthylchavicol ou estragole (phénol-méthyl-éther), qui varie en fonction de son origine de 0,5 à 90 %,
- linalol (alcool) de 0,2 à 73 %,
- acides organiques, enzymes, saponine, sels minéraux.

Principales actions :
Le basilic est réputé pour son action bénéfique sur :
✓ la digestion en général *(aérophagie, gastrites, lenteur et lourdeur digestives, dyspepsie d'origine nerveuse...),* anti-inflammatoire des voies digestives et antispasmodique *(gastriques et intestinaux),* notamment chez les gens qui mangent trop vite et qui ne mastiquent donc pas suffisamment leur nourriture ; hypoglycémiant, adoucissant,
✓ les feuilles de basilic sont excellentes contre les crises de migraine déclarées digestives et donnent du tonus aux voies digestives paresseuses,
✓ décongestionnant hépatique,
✓ antiseptique intestinal,

- ✓ galactogène *(stimule la production de lait chez les femmes qui en manquent),*
- ✓ régulateur du système neurovégétatif *(spasmophilie, anxiété, insomnie),*
- ✓ tonifie les corticosurrénales dans le cas d'asthénie, d'épuisement nerveux, de fatigue,
- ✓ hypotensif et anticholestérolémiant, le basilic protège le cœur du stress,
- ✓ excellent décongestionnant veineux,
- ✓ décongestionne le petit bassin dans les prostatites,
- ✓ action interne intéressante en cas de zona, de névrite, herpès *(en association avec du* ravensare aromatique*).*
- ✓ en interne, en laissant fondre les comprimés du TPA, le basilic peut être très utile dans le cas d'aphtes et de pathologies inflammatoires buccales, telles qu'angine, en complément,
- ✓ les graines de basilic avec leur mucilage sont conseillées dans les inflammations urinaires et les pertes blanches vaginales *(leucorrhées),*
- ✓ le basilic soulage les règles douloureuses causées par des spasmes ou une congestion de l'utérus ; c'est également un emménagogue *(qui facilite les règles).*

C'est une plante adaptogène qui aide l'organisme à s'accommoder aux aléas de la vie quotidienne.
L'HE est une huile antistress (inquiétude, angoisse pouvant induire une spasmophilie nerveuse).

Quelques modes d'utilisation courants :

Voie externe

- HECT à appliquer au niveau du plexus solaire et masser,
- la proximité d'un pot de basilic permet d'éloigner les moustiques ; on peut aussi mélanger 10 % d'HE dans de l'huile d'olive et l'appliquer sur la peau.

VOIE INTERNE

- 1 à 2 comprimés du TPA avant ou après chaque repas pour améliorer la digestion ou calmer les crampes d'estomac, les ballonnements, ou comme antispasmodique,
- 1 à 3 comprimés du TPA avant le coucher en cas de nervosité et d'insomnie,
- 1 comprimé de chaque TPA *(basilic et menthe poivrée)* pour les règles douloureuses,
- utiliser la plante fraîchement cueillie comme condiment dans les salades, soupes, pâtes ou plats divers.

Précautions et contre-indications de l'HE pure :

Déconseillée aux femmes enceintes et en cas d'épilepsie.

Synergies des TPA possibles :

- avec le *romarin à cinéole,*
- avec la *mentre poivrée,*
- avec le *citron,*

Mon avis :

S'il existe un aromate à utiliser quotidiennement dans la cuisine, c'est bien le basilic qui se cultive très facilement et qui apporte une saveur légèrement poivrée à vos aliments. Son utilisation sous forme de TPA permet de lever un spasme digestif, musculaire, utérin. On peut diluer quelques comprimés de TPA dans un litre d'huile d'olive de première pression à froid et biologique pour aromatiser les crudités.

« Quand on donne un baiser à quelqu'un,
c'est qu'on avait envie d'être embrassé soi-même. »
Sacha Guitry

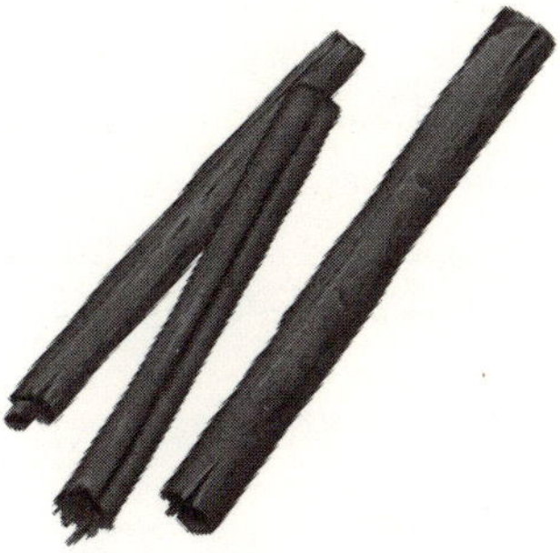

3

Cannelle

(cinnamomum zeylanicum)
famille des lauracées

Il s'agit d'un petit arbre toujours vert qui est cultivé dans les îles de Ceylan, les Seychelles, les Antilles, en Inde, à la Réunion et à Madagascar, mais aussi au Sri Lanka.

La cannelle était déjà connue et utilisée en Chine 2500 ans avant J.-C. Les Égyptiens l'utilisaient pour embaumer leurs momies, prouvant ainsi l'une des vertus thérapeutiques principales de la canelle : anti-infectieuse majeure. Moïse reçut la consigne divine de l'utiliser, avec d'autres épices, dans l'huile sainte dont il fallait oindre les objets du sanctuaire et ses prêtres.

On sait également que l'une des raisons qui poussèrent Christophe Colomb jusqu'aux côtes du Nouveau Monde, était la recherche des épices, notamment de la cannelle.

Toujours appréciée et employée en cuisine, la cannelle possède de remarquables propriétés thérapeutiques.

Au Japon, dans les années 1980, des recherches ont permis de mettre en évidence des propriétés analgésiques et sédatives de l'adéhyde cinnamique. Cet élément serait très efficace contre l'hypertension.

Parties utilisées : écorce et feuilles.

Principales variétés : cannelles de Chine *(cinnamomum cassia)*, de Ceylan *(cinnamomum zeylicanum)*.
Il s'agit ici de la cannelle de Ceylan de haute qualité ; celle de Chine étant beaucoup moins chère, mais aussi de qualité inférieure.

Principaux constituants *(plante + HE) :*
- écorce :
  - aldéhyde cinnamique ou cinnamaldéhyde (65 à 75 %),
  - coumarines,
  - tanins,
  - terpènes,
  - oxalate de calcium,
  - amidon et mucilages,
- feuilles : isoeugénol, chavicol (phénols).

Principales actions :

✓ stimule le physique et le psychique dans les cas de fatigue par surmenage,

✓ stimule le cœur et le système respiratoire,

✓ aphrodisiaque (bien qu'aucune étude ni preuve scientifiques n'étayent cette vertu),

✓ propriétés digestives, stomacales et apéritives *(la cannelle stimule l'appétit, favorise la digestion, augmente la sécrétion des sucs gastriques et intestinaux ainsi que la mobilité de l'estomac – voir contre-indications),*

✓ anti-infectieuse majeure, puissante, dit à large spectre surtout au niveau intestinal et urinaire *(voir aromatogramme*)*, bactéricide, viricide, fongicide, parasiticide,

✓ hyperémiante *(cellulite, obésité),*

---

* Examen à effectuer en laboratoire spécialisé, l'aromatogramme est l'équivalent de l'antibiogramme. Il permet de savoir quelles HE sont efficaces contre un agent pathogène déterminé.

✓ c'est un excellent stimulant gastro-intestinal qui régule le transit intestinal et les flatulences,
✓ vermifuge et antiparasitaire,
✓ bon remède contre les nausées, les vomissements et les diarrhées,
✓ en cas de colite *(inflammation de la membrane intestinale),* le TPA de cannelle a un rôle anti-inflammatoire non négligeable qui sera apprécié par les coliteux,
✓ par sa teneur en tanin, la cannelle en plante a un léger effet astringent.

☛ **Attention : la cannelle ne convient pas à ceux qui souffrent d'un ulcère gastro-duodénal !**

Quelques modes d'utilisation courants :

VOIE EXTERNE

- jamais d'HECT de cannelle pure dans l'eau du bain (les HECT ne sont pas miscibles dans l'eau et restent donc en surface – elles risquent de provoquer des irritations, voire des rougeurs ou des petites brûlures cutanées),
- jamais de friction ou de massage avec de l'HECT de cannelle pure.

VOIE INTERNE

- 1 à 3 comprimés du TPA avant ou après chaque repas en cas de fatigue physique et/ou psychique,
- en alternance, matin et soir, sous forme de TPA, 1 comprimé de cannelle et 1 comprimé de citron en cas de colite et d'alternance de diarrhée et de constipation,
- utiliser la poudre de la plante comme condiment dans les salades, soupes ou plats divers telle la compote de pommes,
- 1 comprimé du TPA 2 à 3 fois par jour en cas de grippe ou de rhume.

Précautions et contre-indications de l'HE pure :

- éviter pendant la grossesse et ne pas donner aux enfants,
- ne jamais utiliser l'HE pure en usage cutané à cause de sa dermocausticité,
- aucun usage oral prolongé à cause de son hépatotoxicité.

Là encore, la forme TPA permet cette utilisation buccale sans risque de surdosage.

Synergies des TPA possibles :

- avec le *citron,*
- avec la *mandarine,*
- avec l'*orange,*

Mon avis :

La cannelle est une des plantes anti-infectieuses à large spectre, alors pourquoi s'en priver ? Nos Anciens le savaient bien puisqu'ils consommaient du lait chaud saupoudré de cannelle. Aujourd'hui, et pour éviter les désagréments liés à la prise orale de l'HE de cannelle, on peut, le soir au coucher par exemple, boire une infusion de romarin ou de thym dans laquelle on aura écrasé un comprimé du TPA de cannelle, sans omettre de sucer matin et midi 1 ou 2 comprimés de ce même TPA. N'ayez aucune crainte, l'effet aphrodisiaque n'a jamais été prouvé !

« L'essentiel n'est pas de vivre mais de bien vivre. »
Platon (428-347 avant J.-C.)

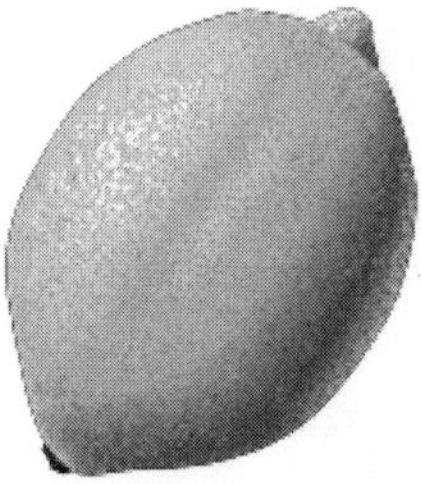

4

Citron

(citrus limon)
famille des rutacées

Originaire de Chine, de Birmanie et d'Inde, le citron est maintenant cultivé partout en Europe, et tout particulièrement dans le Midi de la France, mais aussi aux Antilles, en Argentine, Afrique du Sud, Californie et Israël,

Un arbre fournit en moyenne 1 500 fruits, et il en faut... 3 000 pour obtenir 1 kg d'essence.

Pour Pline l'Ancien, il s'agit d'un puissant antidote contre le poison. Sainte Hildegarde (1098-1178) conseillait l'écorce de citron aux femmes enceintes pour faciliter la digestion et stopper les vomissements.

Le citron est synonyme de santé. James Cook, le célèbre navigateur qui découvrit la Nouvelle-Zélande et les Îles Hawaï, faisait embarquer des citrons par chacun de ses marins… On ignorait à cette époque la notion de vitamine, mais il avait pressenti que le citron possédait des vertus contre le scorbut qui sévissait alors dans la marine.

En 1928, le chimiste hongrois Szent-Györgyi réussit à isoler l'acide ascorbique – que l'on nomma vitamine C –, ce qui lui valut le prix Nobel en 1937.

Parties utilisées : les zestes.

Principaux constituants *(plante + HE)* :

- limonène,
- citrals *(néral et géranial),*
- linalol (alcool),
- coumarines,
- flavonoïdes *(hespéridine),*
- acides citrique et malique, calcium, cuivre, fer...

Le jus de citron contient de l'acide citrique (vitamine C : 50 mg pour 100 g en moyenne), des sels minéraux (notamment du potassium), des oligo-éléments, des vitamines A, PP et B1, B2, des acides organiques (malique, acétique, formique), des flavonoïdes (hespéridine), etc.

Principales actions :

✓ antiscorbutique (grâce à sa teneur élevée en vitamine C, mais aussi à sa composition équilibrée en sels minéraux et acides organiques),
✓ sédatif et antispasmodique *(nervosité, insomnie, palpitations),*
✓ tonifie l'appareil digestif *(apéritif, digestif, gastrique),*
✓ lutte contre l'asthénie et l'anémie,
✓ renforce les immunités naturelles et antiseptiques *(à appliquer sur les amygdales ou en gargarisme dans le cas de pharyngites, ou en diffusion),*
✓ tonifie le système neurovégétatif,
✓ antiseptique général, bactéricide *(streptocoque),* antiviral, stimule les globules blancs,
✓ fluidifiant sanguin,
✓ cicatrisant, hémostatique,
✓ astringent, lutte contre l'obésité,
✓ dépuratif général,
✓ stimulant vésiculaire et hépatique,

✓ vermifuge *(expulsion des vers parasites de l'intestin),*
✓ antidysentrique,
✓ fébrifuge,
✓ antioxydant,
✓ litholytique *(action sur les calculs),*
✓ protecteur capillaire et vénotonique grâce à sa teneur en hespéridine et autres flavonoïdes *(jambes enflées, œdèmes, varices, hémorroïdes, thromboses, hypertension artérielle).*

Quelques modes d'utilisation courants :

VOIE EXTERNE

- quelques gouttes de citron dans les huîtres et les voilà débarassées de 90 à 95 % de leurs bactéries, en quelques minutes seulement,
- du jus de citron mélangé avec du beurre frais constitue une excellente pommade contre les dartres,
- gargarismes avec du jus de citron légèrement salé pour les angines ou maux de gorge divers,
- compresses de jus de citron sur le front et les tempes pour les maux de tête.

VOIE INTERNE

- 1 à 3 comprimés du TPA avant ou après chaque repas pour améliorer la digestion, provoquer une chasse biliaire, ou dans les cas d'empoisonnement alimentaire ou par les narcotiques ou substances vénéneuses, ou en cas de grippe, rhume ou infection des bronches…,
- sucer 5 comprimés du TPA par jour dans le cas d'aphtes, de maux de gorge, de saignements des gencives…,
- sucer 1 comprimé du TPA avant un voyage pour prévenir le mal des transports ; si nécessaire, renouveler la prise durant le trajet,

- utiliser le citron comme condiment dans les salades, soupes ou plats divers (ne pas abuser dans le cas de rhumatismes articulaires),
- *"L'essence de citron neutralise le bacille Eberth de la thyphoïde, le staphylocoque doré, le bacille Loeffler de la diphtérie et le pneumocoque, en moins de 3 heures."* (Dr Valnet).

Précautions et contre-indications de l'HE pure :

Attention, il s'agit d'une essence photosensibilisante et dermocaustique : il convient donc de ne pas s'exposer au soleil si vous l'utilisez par voie cutanée.

Synergies des TPA possibles :

- avec la *menthe poivrée* pour améliorer les digestions longues et pénibles,
- avec les TPA de *citron* et de *menthe poivrée* dans les insuffisances hépatiques avec nausées, ainsi que les migraines,
- avec le TPA de *romarin*.

Mon avis :

Dans beaucoup d'ouvrages, il est souvent indiqué que malgré son côté acide, le citron serait alcalin grâce à ses citrates. Or, il faut prendre en considération le tempérament du sujet qui absorbe le citron. Ainsi, les sanguino-phléthoriques (qui se dilatent morphologiquement, ont toujours chaud et digèrent facilement) ont un métabolisme (oxyphorique) suffisamment puissant leur permettant de tirer les citrates du citron. Dans ce cas, le citron est bien alcalin. Cependant, les neuro-arthritiques (qui se rétractent morphologiquement, ont toujours froid et digèrent plus difficilement) ont un métabolisme trop faible pour pouvoir bénéficier des bases alcalines du citron. Pour eux, le citron est acide et déminéralisant.

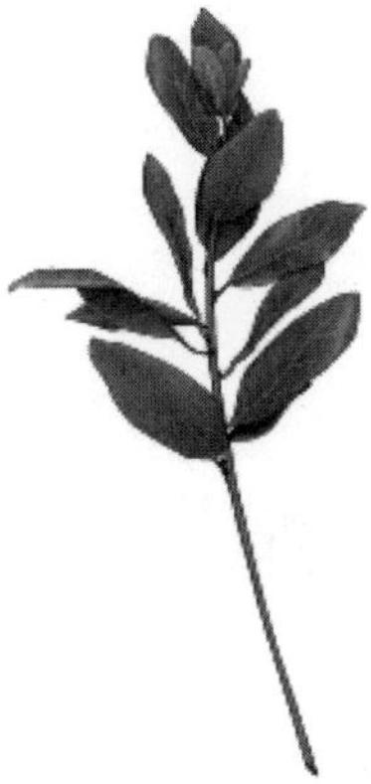

5

Laurier noble

(laurus nobilis)
famille des lauracées

LAURIER

Le laurier noble, nommé aussi *laurier d'Apollon, dieu solaire des triomphes, des beaux-arts,* est une plante fêtée dans de nombreuses régions du monde.

Les conquérants romains portaient une couronne de lauriers en récompense d'une victoire. Celle-ci récompensait aussi les vainqueurs des jeux olympiques.

Placé sous l'oreiller, le laurier favoriserait les songes prophétiques.

Le baccalauréat est un reste de la couronne de laurier : du latin *baca = fruit* et *laureatus = laurier).*

Origine : originaire d'Afrique, cet arbre est cultivé dans les jardins et on le trouve maintenant en Europe.

Parties utilisées : feuilles et fruits.

Principaux constituants *(plante + HE) :*

- 1,8 cinéole (oxyde),
- linalol, terpinéol-4, α-terpinéol et un peu de bornéol (alcool),
- acétate de terpényle (ester),
- pinène et sabinène (monoterpènes),
- β-caryophyllène (sesquiterpène),
- tanin,
- acides laurique, oléique, palmitique et linoléique.

Principales actions :

✓ prévient le vieillissement physique et psychique,

✓ antidépresseur pour les introvertis, stimulant cérébral, neurotonique ; convient aux timides ou à ceux qui ont le trac, régulateur du système neurovégétatif *(orthosympathique et parasympathique),*

✓ antiseptique, antibactérien puissant, antiviral, fongicide,

✓ stimule l'appétit et la digestion *(eupeptique) ;* stomachique, carminatif, antispasmodique,

✓ diurétique doux,

✓ anti-infectieux broncho-pulmonaire *(staphylocoque, streptocoque, entérocoque, pneumocoque, gonocoque),* anticatarrhal, expectorant, mucolytique, fébrifuge,

✓ emménagogue *(stimule les règles)* et régulateur du cycle menstruel,

✓ immunostimulant,

✓ antalgique puissant, antirhumatismal *(avec l'oranger),*

✓ c'est un vasodilatateur coronarien et un anticoagulant,

✓ le laurier peut aider toutes les pathologies physiques et/ou psychiques dégénératives, nécroses, gangrènes, escarres...,

✓ combat les adénites, la maladie de Hodgkin,

✓ lutte contre les stomatites, les aphtoses, les gingivites, les parodontoses.

Quelques modes d'utilisation courants :

VOIE EXTERNE

- quelques gouttes pures ou diluées dans un peu d'huile d'*amande douce* pour les foulures et douleurs rhumatismales,
- 2 à 3 gouttes dans un peu de shampoing pour traiter cheveux et cuir chevelu (action tonique).

VOIE INTERNE

- 1 à 3 comprimés du TPA avant ou après chaque repas pour éviter les désagréments d'une indigestion,
- 1 comprimé du TPA avant un examen ou un rendez-vous important,
- plante bien connue à usage culinaire *(potage, viandes, poissons, fruits de mer...).*

LAURIER

Précautions et contre-indications de l'HE pure :

- aucune contre-indication,
- déconseillée dans les 3 premiers mois de la grossesse,
- à haute dose, attention aux effets narcotiques possibles.

Synergies desTPA possibles :

- avec le TPA de *menthe* pour le manque de confiance en soi, la peur de parler en public.

Mon avis :

Ce n'est pas pour rien que tous les plats en sauce contiennent des feuilles de laurier : c'est un puissant stimulant digestif qui augmente la sécrétion des sucs gastriques. Mais là encore, pourquoi se priver de la technologie moderne pour utiliser cette plante sous forme de TPA en cas de faiblesse digestive, car on ne mange pas tous les jours des plats en sauce et il n'est pas aisé d'employer cette plante autrement !

« Chacun est artisan de sa bonne fortune. »
Mathurin Regnier (1573-1613)

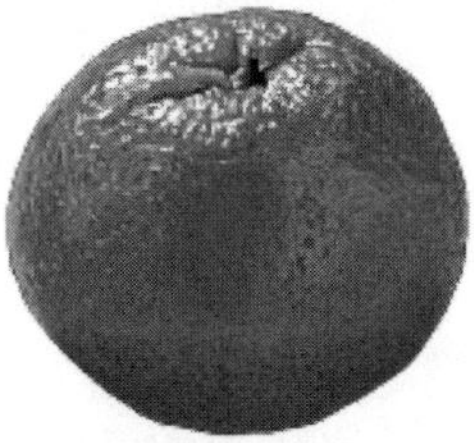

6

Mandarine

(citrus reticulata)
famille des rutacées

Tout le monde connaît ce fruit, très riche en essences obtenues par expression. Il doit son nom aux mandarins chinois auxquels il était offert en signe de respect et de dévouement. La mandarine est particulièrement riche en brome dont les vertus sont calmantes.

Parties utilisées : les zestes, c'est-à-dire les écorces.

Principaux constituants *(plante+ HE) :*
- limonène (monoterpène),
- linalol (alcool),
- citral, citronnellal (aldéhyde),
- antranylate de diméthyle,
- furocoumarines.

Principales actions :
- ✓ équilibre le système spasmophile, le stress et l'angoisse,
- ✓ favorise la détente, la relaxation et le sommeil,

✓ régularise le système neurovégétatif, notamment en cas de palpitations ou d'hypertension d'origine nerveuse,
✓ carminative, eupeptique, cholagogue ; c'est aussi un laxatif doux,
✓ antiseptique.

Quelques modes d'utilisation courants :

VOIE EXTERNE

- 5 gouttes d'essence de mandarine dans 2 bouchons de bain moussant : versez le mélange dans le bain, le soir avant le coucher, et détendez-vous dans la baignoire pendant 10 à 15 minutes (favorise la relaxation et l'endormissement),
- en utilisation dans un diffuseur d'HE, dans la chambre, pendant 5 à 10 minutes avant le coucher.

VOIE INTERNE

- 1 à 3 comprimés du TPA avant ou après chaque repas pour améliorer la digestion, apporter la détente et la relaxation,
- 2 comprimés du TPA avec une infusion de tilleul, par exemple, dans le cas d'insomnie.

Précautions et contre-indications de l'HE pure :

- ne pas s'exposer au soleil si vous utilisez cette huile par voie cutanée : elle est photosensibilisante et dermocaustique,
- déconseillée dans les 3 premiers mois de la grossesse.

Synergies des TPA possibles :

- avec le *basilic,*
- avec la *menthe poivrée.*

Mon avis :

N*ous avons tous fait craquer entre nos doigts la peau d'orange ou de mandarine et nous avons tous senti cette odeur si agréable à nos narines, mais nous avons tous également fait l'expérience de recevoir quelques micro-gouttes de l'essence extraite par ce craquement du zeste dans nos yeux.*
Diffusez quelques gouttes d'essence de mandarine ou d'orange dans la chambre de vos enfants pendant qu'ils prennent leur bain, le soir avant le coucher, ou dans votre propre chambre, et vous dormirez comme des bébés. Mais vous pouvez aussi, avant le coucher, prendre une infusion de mandarine.

« Il vaut mieux hasarder de sauver un coupable
que de condamner un innocent. »

Voltaire (1694-1778)

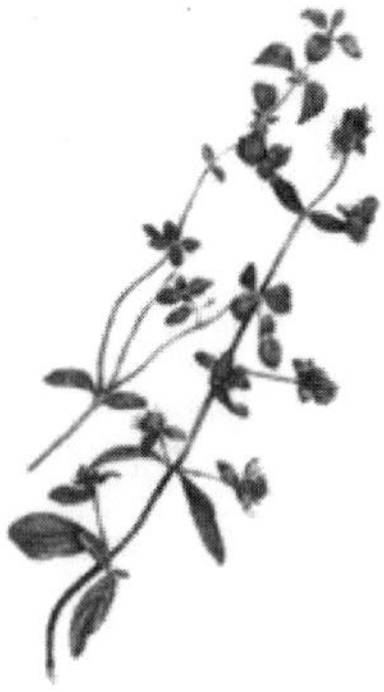

7

Marjolaine à coquilles

(origanum majorana)
famille des lamaciées ou labiées

En Égypte, cette plante était dédiée au Dieu Osiris. Les Grecs et les Romains la tressaient en couronnes pour les jeunes mariés. Recommandée par les médecins arabes contre la migraine, le tic facial, le hoquet, l'ivresse, elle entrait, au Moyen Âge et à la Renaissance, dans la composition d'un tabac qu'on prisait, pour *"dissiper les vapeurs venues de l'estomac et pour combattre les fluxions de tête."*

Depuis des siècles, la marjolaine sous toutes ses formes est utilisée contre les insomnies dues à la vie trépidante de notre société. Elle calme également les "nerfs en pelote", quand on est prêt à exploser. Elle est aussi très appréciée comme condiment.

Il ne faut pas confondre *origanum majorana (marjolaine)* et *origanum vulgare (origan)* : contrairement à l'origan vulgaire, la marjolaine des jardins ne contient pas de phénols.

Origine : originaire d'Orient, la marjolaine s'est répandue au XVIe siècle dans la région méditérranéenne, puis au nord de l'Europe.

Parties utilisées : sommités fleuries.

Principaux constituants *(plante + HE) :*

- terpinéol-4, thuyanol, linalol (alcool),
- acétate de terpényle (ester),
- α- et β-pinènes (monoterpènes).

Principales actions :

✓ équilibre le système nerveux *(vagotonique),* alimente la cellule nerveuse ; agit contre la dépression, l'anxiété, l'angoisse, la migraine ; combat l'instabilité psychique, la neurasthénie, la claustrophobie,

✓ immunostimulante, notamment dans les pathologies ORL *(rhino-pharyngite, sinusite),*

✓ stimule l'appétit et l'appareil digestif fatigué ; antispasmodique stomacal, vulnéraire, stomachique ; lutte contre les troubles intestinaux ; détermine une augmentation du péristaltisme intestinal,

✓ emménagogue,

✓ troubles thyroïdiens *(hyperthyroïdie avec troubles cardio-vasculaires, tachycardies, HTA, pulmonaires),*

✓ diminue considérablement l'effet vasoconstricteur de l'adrénaline et augmente l'effet vasodilatateur et cardiomodérateur de l'acétylcholine (la marjolaine est donc utile dans les cas d'hypertension artérielle d'origine nerveuse, par exemple),

✓ expectorante et pectorale.

Quelques modes d'utilisation courants :

VOIE EXTERNE

- dans un bain, 5 gouttes d'HECT de marjolaine, diluées dans un disper, dans le cas de fatigue du système nerveux ou comme antirhumatismal,

- quelques gouttes d'HECT à appliquer sur le plexus solaire ou sur les tempes en cas de migraine ou de spasmes.

VOIE INTERNE

- 1 à 3 comprimés du TPA avant ou après chaque repas pour éviter les spasmes digestifs ou pour calmer les angoisses, les anxiétés, les insomnies,
- à usage culinaire dans les potages, poissons, viandes...

Précautions et contre-indications de l'HE pure :

- à forte dose, l'HECT de marjolaine est épileptisante.

Synergies des TPA possibles :

- avec le TPA de *basilic*, contre la dépression, l'insomnie, l'état de stress,
- avec le TPA de *romarin à 1,8 cinéole* (en alternance) en cas de rhume ou de sinusite,
- avec le TPA de *marjolaine* et de *basilic* (1 comprimé) en cas de maux d'estomac.

Mon avis :

La marjolaine dégage un arôme puissant, épicé, qui exerce son action sur tout notre système nerveux. Son utilisation est vivement conseillée chaque fois que les nerfs sont mis à rude épreuve par les stress quotidiens. Elle rétablit l'équilibre nerveux. Personnellement, chaque fois que je suis soumis à un stress intensif, je prends 1 comprimé du TPA après le déjeuner et 2 comprimés le soir, au coucher. Je ressens une détente comme si les effets des stress (non éliminés et pour cause !) "glissaient" sur mon système nerveux, ce qui me permet de continuer mes activités et de ne pas faire subir à mon entourage ma mauvaise humeur conséquente de mes stress mal gérés.

« Je ne veux ni gémir sur le passé qui n'est plus,
ni rêver follement de l'avenir qui n'est pas.
Le devoir de l'homme se concentre sur un point,
l'action du moment présent. »
Cardinal Mercier

« Être jeune, c'est être spontané, rester proche
des sources de la vie, pouvoir se dresser et secouer
les chaînes d'une civilisation périmée, oser ce que
d'autres n'ont pas eu le courage d'entreprendre ;
en somme, se replonger dans l'élémentaire. »
Thomas Mann

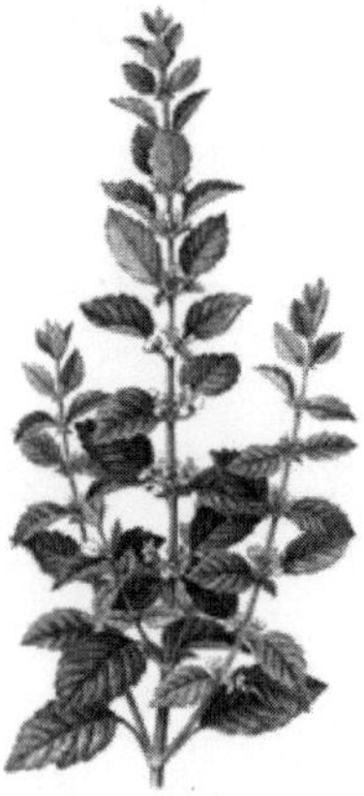

8

Mélisse

(melissa officinalis)
famille des lamaciées

C'est une plante herbacée vivace du bord des chemins ou cultivée dans nos jardins, nommée également *pigment des abeilles* ou *thé de France.*

La mélisse était très à l'honneur auprès des médecins arabes qui affirmaient qu'elle fortifiait les nerfs, apportait la gaîté et excitait l'activité cérébrale. Avicenne la prescrivait pour *"fortifier les esprits vitaux et chasser les vapeurs mélancoliques"*. Trousseau l'utilisait aussi contre les maux de tête "des gens délicats et nerveux", les bourdonnements d'oreille, les vertiges consécutifs aux travaux intellectuels.

En général, on utilise la plante plus en infusion et moins sous forme d'HE. Il faut environ 5 à 10 tonnes de plantes pour obtenir 1 kg d'huile ! Compte tenu de cette quantité, on la retrouve souvent en cosmétique et en parfumerie, mais reconstituée !

Employer conjointement la plante et l'HE (TPA) permettra d'augmenter le potentiel thérapeutique de la mélisse.

Le mot *mélisse* dérive du grec *melissa,* qui signifie *abeille,* et il est vrai que celles-ci adorent cette plante. Les apiculteurs frottent les ruches avec des feuilles de mélisse pour retenir les essaims d'abeilles qui en sont friands.

La mélisse est souvent appelée injustement “citronnelle”.

Avec l'*angélique*, la mélisse entre dans la composition de certaines liqueurs dites digestives: la *Chartreuse* et la *Bénédictine.*

Origine: la mélisse est originaire de l'Asie mineure et a été introduite en France au Moyen Âge. L'odeur très douce et citronnée qui s'échappe quand on froisse les feuilles est due à son HE.

C'est une plante très connue, notamment grâce à la fameuse *eau de mélisse des Carmes,* fabriquée dès 1611 par les Carmes de la rue de Vaugirard, à Paris. Elle aide à lutter contre les spasmes digestifs, les indigestions, les syncopes et les troubles nerveux.

Parties utilisées: les feuilles et sommités fleuries.

Principaux constituants (plante + HE):
- citral, citronnellal (aldéhydes) : anti-inflammatoires, calmants,
- linalol, géraniol, citronellol (monoterpénols) : antiseptiques et imminostimulants,
- acides succinique, rosmarinique, flavonoïdes, enzymes, tanin...

Principales actions:

✓ sédatif doux et anti-inflammatoire (vertus dues aux aldéhydes) utile dans les cas d'excitation, d'anxiété, de céphalées nerveuses, de dépression nerveuse, de stress,

✓ calme les spasmes digestifs et intestinaux, les crampes d'estomac d'origine nerveuse, le système digestif entier, agit contre les nausées, les vomissements, a une action anti-inflammatoire,

✓ lutte contre l'émotivité, les palpitations, la tachycardie d'origine nerveuse, l'insomnie, les états dépressifs, l'hystérie, la mélancolie, l'épilepsie, la léthargie, la panique...,
✓ on peut dire qu'elle réequilibre le sommeil,
✓ elle est aussi utile dans les problèmes si pénibles de bourdonnements d'oreille,
✓ améliore les dysménorrhées et douleurs menstruelles,
✓ antifongique, notamment cutané,
✓ antivirale (action contre le virus de l'herpès) ; éruptions cutanées diminuées et temps de guérison écourté,
✓ conseillée également contre l'asthme "humide", les catharres chroniques, les rhumatismes, la goutte,
✓ elle inhibe la fonction thyroïdienne (utile donc pour les personnes souffrant d'hyperthyroïdie).

Quelques modes d'utilisation courants :

VOIE EXTERNE

- HECT à appliquer au niveau du plexus solaire et masser,
- action de la plante écrasée pour cicatriser et calmer les douleurs diverses, les coups, les contusions,
- quelques branches de mélisse dans l'armoire parfument les vêtements et éloignent les mites.

VOIE INTERNE

- 1 à 3 comprimés du TPA avant ou après chaque repas en cas d'aérophagie, digestion difficile, crampes d'estomac, vertiges, règles douloureuses,
- 1 comprimé le soir au coucher en cas de nervosité conduisant à l'insomnie ou à des palpitations cardiaques,
- utiliser la plante fraîchement cueillie comme condiment dans les salades, soupes ou plats divers.

Précautions et contre-indications de l'HE pure :

- aucune contre-indication connue.

Synergies des TPA possibles :

- avec le TPA d'*angélique* pour faciliter les digestions suite à des repas copieux.

Mon avis :

Voilà une plante et son HE qui mériteraient d'être plus connues, notamment pour leurs propriétés calmantes et antispasmodiques. Son odeur citronnée peut être, pour certains, un peu enivrante. Cependant, le TPA de mélisse, *associé à celui de* mandarine, *par exemple, vous garantit une nuit de détente et un paisible repos.*

« Ce n'est pas le fait de naître qui est la vie, c'est la conscience. »
Hermés Trismégiste

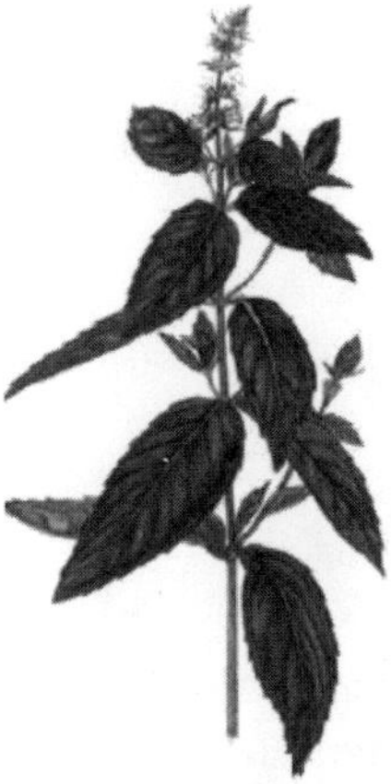

9

Menthe poivrée

(mentha piperita)
famille des lamaciées

Qui ne connaît pas le goût de la menthe, ne serait-ce qu'avec les chewing-gums ou certains dentifrices qui nous procurent une haleine fraîche ? L'odeur et le goût caractéristiques de cette plante sont dus à l'un de ses constituants : le menthol, qui possède des propriétés désinfectantes et rafraîchissantes.

Autres noms : *menthe anglaise, menthe de Notre Dame.*

La menthe est le résultat de l'hybridation de plusieurs espèces sauvages *(viridis* et *aquatica) ;* et la menthe poivrée est donc toujours cultivée.

La légende raconte que Pluton, roi des enfers, s'étant épris de Menthé, d'une beauté éclatante, Proserpine, son épouse – jalouse de ce sentiment – transforma sa rivale en plante pour la punir.

Hippocrate décrivit ses vertus et la recommandait comme aphrodisiaque, mais les Égyptiens l'utilisaient déjà pour parfumer leurs vins. C'est Charlemagne qui en répandit la culture.

Il est dit qu'une vache qui broute de la menthe produit un lait qui ne pourra pas se transformer en fromage.

La menthe est très largement utilisée dans la composition des dentifrices.

Origine : régions tempérées d'Europe et d'Asie, mais aussi États-Unis et Russie.

Parties utilisées : feuilles et sommités fleuries.

Principales variétés : il existe 20 variétés de menthe sauvage ou cultivée, dont la menthe poivrée qui est la plus utilisée en thérapie.

Principaux constituants *(plante + HE) :*

plus de 100 constituants

- menthol (alcool),
- menthone (cétone),
- acétate de menthol, isovalérianate de menthol (esters),
- polyphénols,
- flavonoïdes,
- tanins, acides caféique et rosmarinique, enzymes...

Principales actions :

✓ réveille et stimule toutes les fonctions physiologiques,

✓ digestive, stomachique, carminative *(élimine les gaz),* cholérétique, cholagogue, antiputride intestinal, antispasmodique *(colite),*

✓ dépurative ; c'est un reconstituant hépatique,

✓ tonique *(digestive, cardiaque, nerveuse),* lutte contre la fatigue générale, stimulante, excitante, rafraîchissante,

✓ bactéricide, viricide *(surtout contre le virus de l'hépatite A ou du zona grâce à la présence de polyphénols),*

✓ antinauséeuse, agit contre le mal des transports (en association avec le *romarin*, l'*angélique* ou le *basilic*),

- ✓ hypertensive *(à forte dose, elle peut provoquer des poussées de tension artérielle chez les sujets prédisposés, de l'irritabilité ou de l'insomnie)*,
- ✓ analgésique et anesthésique *(maux de tête, spasmes des intestins ou de l'estomac, douleurs articulaires ou musculaires)*,
- ✓ antilactogène, favorise les règles,
- ✓ aphrodisiaque à doses élevées,
- ✓ expectorante et mucolytique *(excellent au début des rhumes dits de cerveau !)*,
- ✓ anti-inflammatoire intestinal et urinaire,
- ✓ anti-infectieuse efficace dans le zona et les cystites,
- ✓ tonifie le muscle utérin (avec le *girofle*),
- ✓ anticholestérolémiante par son action inhibitrice de l'enzyme HMG-coenzyme A réductase,
- ✓ décongestionne *(rapide pour les rhumes, sinusites...)*,
- ✓ stimule les facultés intellectuelles *(attention cependant au surdosage qui peut entraîner une surexcitation cérébrale)*,
- ✓ produit une stimulation hormonale, notamment au niveau de l'hypophyse.

☛ **Attention : ne pas dépasser une certaine dose d'HECT pure, qui est neurotoxique et épileptisante à forte dose !**

MENTHE

Quelques modes d'utilisation courants :

VOIE EXTERNE

- 1 ou 2 gouttes d'HECT sur les tempes et sur la langue en cas de mal des transports, si vous vous sentez fatigué ou mal à l'aise avec l'air conditionné, par exemple (attention aux yeux !),
- appliquer l'HE directement sur les enflures, douleurs rhumatismales chaudes,

- rincez-vous la bouche après brossage des dents avec une eau additionnée d'une goutte d'HECT de menthe poivrée pour parfumer et désinfecter la cavité buccale,
- en inhalation (mettre quelques gouttes sur un mouchoir et respirer les effluves) contre la toux, les rhumes, les bronchites (attention aux yeux).

VOIE INTERNE

- 1 à 3 comprimés du TPA avant ou après chaque repas pour éviter les ballonnements, les nausées et améliorer la digestion, ou en cas de rhume (le TPA permet d'éviter les surdosages en HECT et les effets néfastes : la toxicité nerveuse, entre autres),
- en cure de 3 semaines, sucer matin et midi, 1 comprimé du TPA si vous avez tendance à l'hypotension idiopathique (sans raison médicale précise),
- en infusion, tiède ou froide, après les repas,
- utiliser la plante fraîchement cueillie comme condiment dans les salades ou pour réaliser le "thé à la menthe".

Précautions et contre-indications de l'HE pure :

☛ Attention :

- à son effet glacé : il faut éviter de la prendre le soir car elle peut provoquer de l'insomnie,
- à voir avec son homéopathe la compatibilité entre l'HE de menthe poivrée et les remèdes homéopathiques,
- ne jamais utiliser chez le bébé (risque de spasme laryngé), le jeune enfant de moins de 5 ans ou chez la femme enceinte ou allaitante,
- toujours à utiliser à faible dose à cause de la présence de cétones aux propriétés épileptisantes et hépatotoxiques,
- attention aux yeux *(la diffusion ou l'onction, par exemple, sur les tempes nécéssite une attention particulière à cause des propriétés irritantes de l'HE sur les conjonctives).*

Synergies des TPA possibles :

- avec le *romarin officinalis à 1,8 cinéole,* c'est un excellent dépuratif sanguin,
- avec la *cannelle* pour un effet cholagogue,
- avec le *citron* pour un effet antivomitif et en cas de mal des transports,
- avec le *basilic* pour un effet antivomitif.

Mon avis :

Je suis un consommateur de menthe poivrée sous toutes ses formes (comme aromate dans les salades, en infusion pour améliorer la digestion si nécessaire, en HE pour me donner un coup de vigueur et parfumer mon haleine avant un rendez-vous ou une conférence). Mais l'HE est très forte au goût et pas toujours facilement acceptable ; j'utilise alors de plus en plus le TPA qui me laisse un goût très agréable dans la bouche, sans les inconvénients.
La menthe est une plante à avoir absolument dans la pharmacie familiale ; elle vous rendra de nombreux services dans les cas de fatigue, de nausées, de mal des transports, de maux de tête et pour stimuler tranquillement le couple foie/pancréas.

« Il faut se connaître soi-même ; quand cela ne servirait pas à trouver le vrai, cela au moins sert à régler sa vie, et il n'y a rien de plus juste. »
Blaise Pascal (1623-1662)

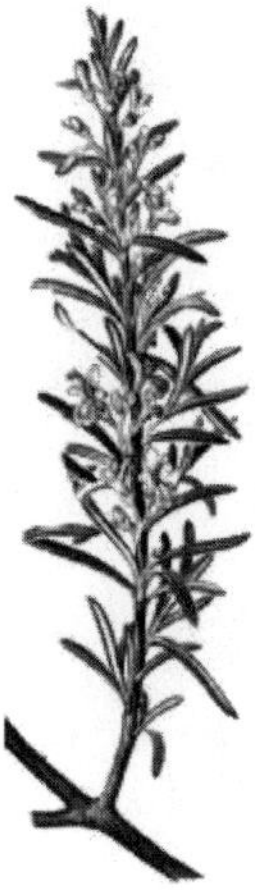

10

Romarin

(rosmarinus officinalis)
famille des lamaciées

Nommé *rose marine* (*romarin* vient du latin *ros = rosée* et *marinus = marin*), herbes aux couronnes, encensier, plante méditerranéenne sauvage ou cultivée, elle est aussi très connue de nous tous à des fins culinaires, notamment dans la cuisine méridionale, mais aussi à des fins thérapeutiques, notamment hépatiques.

Pendant des siècles, elle a été considérée comme la plante de l'amour, de la fidélité et de l'amitié. Elle est aussi appelée *herbe des troubadours* et souvent *ginseng occidental.*

Les Égyptiens parfumaient la tombe de leurs morts en y déposant un rameau de romarin.

Les Grecs et les Romains portaient des couronnes de romarin pour aviver leur mémoire et tonifier leur esprit. Le romarin était un symbole d'amour et on le déposait sur la tête des jeunes mariés.

Il remplaçait souvent l'encens lors des cérémonies religieuses. Au Moyen Âge, il était couramment utilisé au cours des séances d'exorcisme. Mme de Sévigné le conseillait pour lutter contre la tristesse.

Le romarin est l'une des plantes qui entrait dans la composition du fameux et renommé *vinaigre des 4 voleurs*. Au XVIIe siècle, la célèbre *Eau de la Reine de Hongrie* passait pour avoir guéri une princesse goutteuse et paralytique, au point de lui donner l'aspect d'une jeune fille et plus tard – malgré ses 70 ans – d'être demandée en mariage par un roi de Pologne.

Napoléon se serait servi d'eau de Cologne contenant un rameau de romarin pour parfumer son bain !

Origine : Europe (dans la garrigue sauvage et sur tout le pourtour méditérranéen) et Afrique du Nord.

Parties utilisées : rameaux et sommités fleuries.

Principales variétés :

romarin de Corse à acétate de bornyle ou à verbénone, romarin d'Afrique du Nord à 1,8 cinéol (oxyde), romarin de France à camphre (cétone)

C'est le *romarin à 1,8 cinéole* qui est conseillé ici.

Principaux constituants *(plante + HE) :*

(selon les variétés)

- 1,8 cinéole,
- bornéol,
- glycosides flavoniques,
- acide caféique,
- acide citrique,
- acide rosmarinique,
- camphre,
- verbénone,
- acide chlorogénique,
- acide néochlorogénique,
- choline,
- rosmaricine,

Principales actions :

✓ il agit avant tout sur la sphère hépatique ; on le conseille notamment dans les cas de faiblesse et de fatigue hépatique, comme stimulant des fonctions vésiculaires entraînant des digestions longues et pénibles, des constipations opiniâtres ou encore des migraines qualifiées d'origine hépatique,

- ✓ les fermentations intestinales, douleurs abdominales et spasmes intestinaux ou gastriques seront largement améliorées avec le romarin,
- ✓ c'est un excellent tonique, notamment pour les convalescents, dépressifs, personnes âgées ou hypotensives,
- ✓ l'HE a des pouvoirs antirhumatismaux, relaxants et antalgiques reconnus depuis longtemps *(région cervicale, dorsale et lombaire),*
- ✓ diurétique et antispamodique urinaires, le romarin est indiqué en cas de colites néphrétiques,
- ✓ stimule la mémoire,
- ✓ revitalisant cellulaire et cicatrisant cutané,
- ✓ calme aussi la toux par son action relaxante sur les muscles lisses du système respiratoire,
- ✓ antibactérien *(staphylocoque doré),*
- ✓ fongicide *(candida albicans),*
- ✓ tonique veineux et artériel,
- ✓ l'HE à 1,8 cinéole est remarquable pour soigner les bronchites, sinusites et pour soulager l'asthmatique ; expectorant contre la toux quinteuse, mucolytique, particulièrement utile dans les problèmes ORL de l'enfant *(otite, par exemple),*
- ✓ c'est également un bon régulateur hypophyso-ovarien et testiculaire,
- ✓ c'est aussi un excellent mucolytique et lipolytique (cholestérol, cellulite),
- ✓ le romarin facilite les règles (autrefois, il était considéré comme abortif).

Quelques modes d'utilisation courants :

Voie externe

- en bain : mélangez 15 gouttes d'HECT de *romarin officinalis* dans une base neutre (par exemple 4 bouchons de bain moussant) ; restez dans ce bain 10 à 15 minutes, puis pratiquez une douche fraîche sur les jambes et l'anus et finir par une friction et une onction avec cette même huile – effet tonique garanti,
- contre les cheveux gras : diluer 2 gouttes d'HECT dans 1 c. à soupe de *vinaigre de cidre* et verser le mélange dans 1 litre d'eau, pour le rincage après le shampooing (selon le Laboratoire Cosbionat),
- lotion antirides : mélanger des huiles de *lys* et de *macadamia* (50 ml) à 10 gouttes d'HECT de romarin + 10 gouttes d'HECT de *géranium rosat.*

Voie interne

- 1 à 3 comprimés du TPA avant ou après chaque repas pour stimuler la fonction hépatique, mais aussi en cas de migraines et de vertiges,
- 2 comprimés de TPA de *romarin à cinéole,* avec une infusion de thé vert non sucré, pour lutter contre les œdèmes et la rétention d'eau,
- utiliser la plante fraîchement cueillie comme condiment dans certains plats (lapin, grillades au barbecue...),
- mélanger et faire fondre 3 à 4 comprimés du TPA dans 1/2 litre d'huile d'olive vierge de première pression à froid et biologique pour assaisonner les crudités.

Précautions et contre-indications de l'HE pure :

- l'ingestion de doses élevées de romarin peut provoquer des irritations gastro-intestinales,
- l'HECT de romarin est hypertensive à haute dose chez les sujets prédisposés à cette pathologie (sauf le romarin

à camphre qui est hypotenseur et tonicardiaque à faible dose),
- l'HECT de romarin à camphre s'utilisera avec précaution à cause de la présence de cétones (épileptisantes),
- ne jamais utiliser l'HE pure chez le bébé ou la femme enceinte.

Synergies des TPA possibles :
- avec la *menthe poivrée* pour une action cholérétique et cholagogue (3 comprimés du TPA de chaque plante) ou pour améliorer la mémoire (1 comprimé du TPA de chaque plante),
- avec le *basilic :* agit au niveau des spasmes digestifs,
- avec la *sarriette des montagnes* ou la *cannelle* : c'est un puissant anti-infectieux de la sphère génitale,
- avec la *cannelle :* utile contre les infections intestinales,

Mon avis :

Frottez vos mains sur du romarin, puis respirez profondément cet arôme merveilleux. Mais on peut aussi, en période pré-hivernale, sucer 1 comprimé du TPA de romarin 3 fois par jour pour prévenir les effets néfastes du froid sur notre foie et sur nos bronches. On peut compléter cette action en suçant également le TPA de cannelle, puissant anti-infectieux. L'action tonique est très rapide et peut même parfois, pour certains, gêner leur sommeil.

ROMARIN

« Ma façon de plaisanter est de dire la vérité. C'est la meilleure plaisanterie du monde. »
George Bernard Shaw

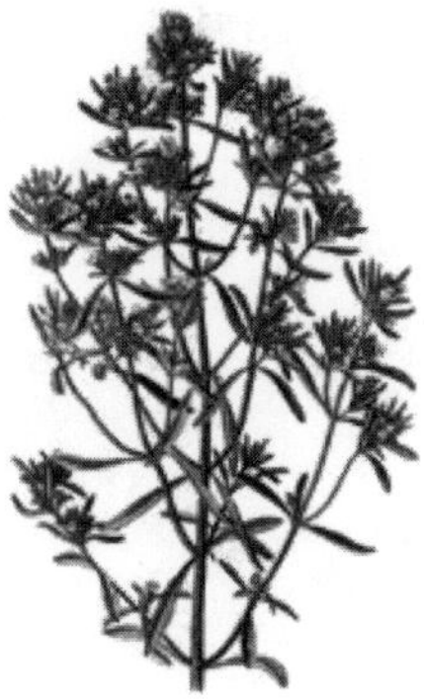

11

Sarriette des montagnes

(satureia montana)
famille des lamaciées

La sarriette des montagnes ou *pébre de Ase* (poivre d'âne en provençal), ou encore *savourée*, sert à accommoder certains de nos plats et possède des propriétés analogues à celles du thym.

C'est une petite plante vivace.

Origine : Europe (dans la garrigue sauvage et sur tout le pourtour méditérranéen).

Parties utilisées : sommités fleuries.

Principaux constituants (plante + HE) :
- carvacrol (phénol),
- β-cymène et γ-terpinène (monoterpène),
- thuyanol 4, alpha-terpinéol (alcool).

Principales actions :

- ✓ puissante action antimicrobienne majeure, principalement au niveau des sphères génito-urinaire et gastro-intestinale (HECT majeure à l'aromatogramme, mais moins agressive que l'*origan à inflorescences compactes),* microbicide, fongicide, parasiticide,
- ✓ antivirale et stimulante immunitaire,
- ✓ aphrodisiaque,
- ✓ c'est un stimulant intellectuel, sexuel et cortico-surrénalien,
- ✓ hyperthermisante,
- ✓ hypertensive,
- ✓ action antalgique grâce à sa teneur en paracymène.

Quelques modes d'utilisation courants :

VOIE EXTERNE

- aucune *(ne jamais diluer d'HECT de sarriette dans l'eau du bain : n'étant pas miscible dans l'eau, elle resterait en surface et risquerait de provoquer des irritations, voire des rougeurs ou petites brûlures cutanées ; ne jamais l'utiliser non plus pour des friction ou massage).*

VOIE INTERNE

- 1 à 3 comprimés du TPA avant ou après chaque repas, pendant 2 à 8 jours en cas d'infection bactérienne ou virale et pour stimuler le système immunitaire,
- utiliser la plante fraîchement cueillie comme condiment dans les salades, soupes ou plats divers.

Précautions et contre-indications de l'HE pure :

- hépato-toxique et irritante (donc utilisation courte),
- éviter les HECT à phénols pour les enfants, préférer celles à alcools beaucoup moins agressives au niveau hépatique et pourtant si efficaces,

• dermocaustique,
• pas de fumigations qui irritent les muqueuses.

Synergies des TPA possibles :

• avec le *romarin officinal à verbénone* ou à *1,8 cinéole* et/ou *thym vulgaire à thuyanol* pour renforcer l'action anti-infectieuse et atténuer ses effets hépatotoxiques,
• avec les *écorces de cannelle* ou le *romarin officinal à verbénone* pour régulariser le péristaltisme intestinal.

N.B. : Avec cette huile comme avec toutes ses consœurs contenant des phénols, on voit bien que l'aromathérapie peut être une arme thérapeutique à double tranchant. Bien que faisant partie de l'artillerie des médecines dites douces, elle n'a rien de doux au sens réel… ; elle peut même créer un mal plus important que le mal originel pour lequel elle aura été employée.
Dans ce cas, ce n'est pas l'arme thérapeutique qui est mauvaise, mais l'utilisation qui en a été faite par un thérapeute non spécialiste de cette méthode.
Donc : prudence avec les HECT contenant des phénols !

Avec le TPA, on bénéficie des bienfaits conjoints de la plante et de l'HE – sans les effets indésirables résultant d'une prise séparée de l'HE pure.

Mon avis :

Je ne vous conseille pas – par expérience personnelle – de prendre quelques gouttes d'HE de sarriette des montagnes sur la langue, c'est désagréable et ça brûle. Par contre si vous êtes chaque année grippé, enrhumé ou si vous êtes souvent en contact avec des grippés, sucez chaque jour, à partir du mois de novembre, des comprimés du TPA et vous passerez un hiver sans inconvénient de santé.

« Quand j'étais jeune, on me disait :
– Vous verrez quand vous aurez cinquante ans.
– J'ai cinquante ans et je n'ai rien vu. »
Erik Satie

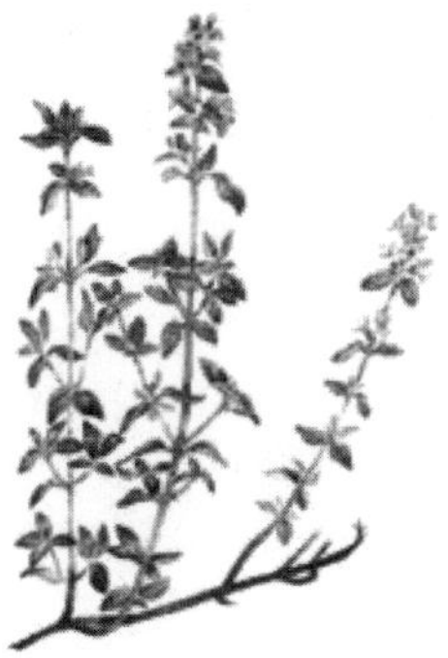

12

Thym vulgaire

(thymus vulgaris)
famille des lamaciées ou labiées

Thymus vient du grec *thumô = je parfume*. Le thym est également une plante culinaire très connue et appréciée des gourmets du sud de la France (herbes de Provence).

C'est une plante sauvage et vivace qui se plaît dans la garrigue et les rocailles. Elle est un composant de la flore méditerranéenne ; c'est la *farigoule* bien connue des amateurs de Pagnol.

Déjà connu chez les Grecs et les Romains, le thym est une plante utilisée par nos Anciens pour ses vertus, notamment au niveau des voies respiratoires, anti-infectieuses, désinfectantes (notamment celui utilisé dans ce TPA : le *thym vulgaire à thuyanol*). Ce puissant antiseptique empêche la putréfaction bactérienne et est encore employé par les embaumeurs et taxidermistes.

Parties utilisées : feuilles et sommités fleuries.

Principales variétés : il existe plus de 50 variétés de thym – notamment le *thym vulgaire à linalol* utilisé chez les enfants. Il y a aussi le *thym vulgaire à thymol,* mais il est, à forte dose, hépatoxique et dermocaustique. Celui utilisé ici est le *thym vulgaire à thuyanol* qui ne présente pas ces inconvénients.

Principaux constituants *(plante + HE) :*

- thuyanol 4, terpinéol-4 (alcool),
- cymène, limonène, terpinène (monoterpènes),
- flavones et glycosides flavoniques,
- tanin,
- saponines à propriétés antibiotiques,
- lithium.

Principales actions :

✓ anti-infectieux, antiviral puissant et immunostimulant : il augmente et stimule le nombre des immunoglobulines A (qui veillent sur nos muqueuses) ainsi que leur activité ; l'action bactéricide de l'HE est efficace sur les bacilles de la diphtérie, de la tuberculose, sur les méningocoques responsables de la méningite, les pneumocoques et staphylocoques.

✓ antiseptique, notamment au niveau des infections pulmonaires *(rhume, angine, otite, coqueluche, bronchite, sinusite, grippe),* mais aussi des infections digestives *(muqueuses de la bouche et de la gorge : stomatites, alvéolites, amygdalites, aphtes)* et génito-urinaires *(cystite, vulvite, vaginite, salpingite),*

✓ c'est un stimulant hépatocytaire,

✓ neurotonique, il équilibre le système nerveux,

✓ il aurait une action hormone-like sur le diabète, par exemple,

✓ tonique (asthénies).

Le *thym vulgaire à thuyanol 4* est un antiviral, un régulateur glycémique (hormone-like) et un régénérateur hépatique *(insuffisances hépatiques, hépatites virales, cirrhose).*

Quelques modes d'utilisation courants :

VOIE EXTERNE

- HECT en application au niveau du plexus solaire : effet neurotonique, équilibre le système nerveux,
- en application sur le cou *(torticolis),* les lombaires *(sciatique)* ou tout autre douleur articulaire,
- en aérosol, pendant la période hivernale,
- en cataplasme chaud, pour soulager les douleurs des coliques néphrétiques ou des cystites,
- comme stimulant capillaire sur le cuir chevelu (diluer 1 ou 2 comprimés du TPA dans un peu d'eau tiède et frictionner localement), il fortifie les cheveux et prévient leur chute,
- en compresses, sur les plaies et blessures infectées et dans le cas de cicatrisation lente.

VOIE INTERNE

- 1 à 3 comprimés du TPA plusieurs fois par jour dans le cas de pathologies infectieuses,
- 1 comprimé de chaque TPA de *thym vulgaire à thuyanol + de romarin,* 2 à 3 fois par jour, pour l'asthénie physique et/ou psychique, l'hypotension,
- en cure de 3 semaines : 1 comprimé du TPA à sucer matin et soir pour favoriser l'action diurétique et dépurative du thym, notamment au niveau d'un excès d'acidité, responsable des pathologies articulaires et de la goutte,
- utiliser la plante fraîchement cueillie comme condiment dans les plats divers,
- mélanger 2 comprimés du TPA dans un 1/2 litre d'huile d'olive vierge de première pression à froid et biologique, en assaisonner quotidiennement les crudités.

Précautions et contre-indications de l'HE pure :

- dans le cas d'angines à répétition, le thym à thuyanol pour adulte est souverain,
- déconseillé chez la femme enceinte ou allaitante.

Synergies des TPA possibles :

- associé au *citron* et à la *menthe poivrée*, l'HECT de *thym vulgaire à thuyanol* est un bon dépuratif, surtout dans le cas d'une intoxication due à une antibiothérapie outrancière,
- associé au TPA de *cannelle,* c'est un puissant antibiotique, surtout dans le cas des pathologies respiratoires de l'hiver, d'aphtes récalcitrants ou d'infections dentaires.

Mon avis :

Quelle odeur magnifique lorsqu'on frotte quelques brins de thym entre ses doigts. Aussitôt, on ressent une envie irrésistible de respirer profondément. Là encore, un conseil d'après mon expérience professionnelle : dès que la gorge commence à vous piquer, que la déglutition devient pénible, sucez immédiatement quelques comprimés du TPA de thym. Vous aurez un effet rapide sur cette affection virale ou bactérienne qui sera oubliée en 24 heures.

N'oublions pas que le thym, au XIX*e siècle, a été nommé le* "désinfectant du pauvre". *Comme stimulant intellectuel ou dans les cas d'épuisement physique, il remplace très avantageusement et sans effets secondaires le sacro-saint café. Le tester, c'est l'adopter !*

C'est une plante indispensable, à avoir absolument dans sa pharmacie familiale et… dans sa cuisine.

« Il n'y a pas de hasard,
il n'y a que des rendez-vous. »
Paul Léautaud (1872-1956)

Conclusion

La phyto-aromathérapie a des lettres de noblesse millénaires qu'actuellement, personne de sensé ne peut contester.

Cependant, la phyto-aromathérapie n'est pas une panacée, mais bien utilisée, elle peut vous rendre de grands services pour soigner les petits "bobos" de la vie courante et vous éviter ainsi une médication allopathique quelquefois démesurée par rapport à la pathologie, sans omettre les effets iatrogènes indiscutables d'une telle prescription.

Le lecteur doit bien comprendre que la phyto-aromathérapie présentée dans cet ouvrage peut être employée de quatre façons :

- en cas de pathologie déclarée, telle qu'une infection microbienne, par exemple,
- pour corriger le "terrain",
- pour accroître le capital vital,
- pour "régler" les petits désagréments quotidiens.

Bien entendu, je ne conseille nullement une autoprescription des HE ou plantes dans le cas de pathologies graves. Consultez un praticien spécialiste en phyto-aromathérapie qui saura prescrire correctement le mode d'utilisation et les doses nécessaires sans risque, mais avec efficacité.

Mais si vous – et vos proches – cherchez à acquérir une excellente santé, si vous souhaitez bénéficier pleinement de votre vie sans douleurs ni désagréments, si vous voulez vous déstresser, bien dormir, respecter vos organes..., alors vous pouvez profiter des effets des plantes et de leurs HE en tenant compte des précautions élémentaires indiquées tout au long de cet ouvrage.

Comme vous avez pu le lire, le nouveau procédé mis au point par Marc Josifoff permet de bénéficier du totum des plantes, c'est-à-dire *de la totalité des principes vitaux et aromatiques.* Ce procédé révolutionnaire exclut tous risques iatrogènes des HE tout en leur conservant leur potentiel thérapeutique nécessaire.

Bien au contraire, l'association de la plante en poudre avec son huile essentielle chémotypée potentialise son ou ses actions thérapeutiques.

Les plantes et HE présentées dans cet ouvrage sont issues des aromates utilisés par chacun dans sa cuisine.

Ce choix a été réalisé volontairement afin de faire constater que la santé/vitalité authentique peut s'acquérir chaque jour facilement et à peu de frais.

Bien entendu, la phyto-aromathérapie moderne n'exclut pas une prise en charge personnelle, c'est-à-dire une responsabilité qui repose sur une prise de conscience des erreurs de vie.

Elle s'implique dans les ***trois réformes de vie*** :

- ***réforme alimentaire*** (aliment spécifique, biologique…),
- ***réforme psychique*** (relaxation, sophrologie, psychothérapie…),

• ***réforme émonctorielle*** (exercice physique, phyto-aromathérapie, hydrologie…).

Au-delà de cette application, les plantes comme les HE ne seront que des produits antisymptomatiques qui vous procureront une satisfaction momentanée, mais le fond du problème sera toujours présent.

Il faut donc bien comprendre que la phyto-aromathérapie est une technique merveilleuse, mais qui doit être utilisée au sein des cures naturopathiques.

Les petits désagréments quotidiens ne nécessitent pas nécessairement le recours à un spécialiste ; chacun peut donc décider de profiter de ce nouveau procédé.

Qui de nous ne peut pas sucer ou croquer 1 comprimé du TPA de *basilic* ou d'*angélique,* par exemple, après un repas trop copieux, 1 à 2 comprimés du TPA de *mélisse* dans les cas d'angoisse ou d'anxiété entraînant une difficulté d'endormissement, ou encore quelques comprimés du TPA de *cannelle*, de *thym* ou de *sarriette* pour contrecarrer des problèmes infectieux ?

Chacun trouvera dans cet ouvrage de vulgarisation le petit truc phyto-aromatique qui lui convient.

Et pour finir sur une note joyeuse et pleine d'espoir, voici deux citations de Voltaire :

« J'ai décidé d'être heureux parce que c'est bon pour la santé. »

« J'ai fait un peu de bien ; c'est mon meilleur ouvrage. »

Puissiez-vous – à votre tour – faire vôtres ces quelques citations pleines de bon sens et de logique en les appliquant pour le plus grand bonheur (bonne heure !) de votre santé/vitalité et celle de vos proches.

Lexique des termes médicaux
(liste non exhaustive)

Abortif : suceptible de provoquer un avortement
Adaptogène : aide le corps à résister aux effets néfastes des stress
Adénite : inflammation aiguë ou chronique des ganglions lymphatiques (voir maladie de Hodgkin)
Aérophagie : présence d'air dans l'œsophage et l'estomac
Algies : douleurs
Aménorrhée : absence de règles hors grossesse
Amnésie : perte partielle ou totale de la mémoire
Amyotrophie : atrophie des muscles
Anabolisant : favorise la croissance des tissus
Analgésique : qui atténue ou fait disparaître la douleur
Anesthésique : qui rend insensible une zone du corps
Angine : inflammation du pharynx
Angiocholite : inflammation des voies biliaires
Anorexie : perte ou diminution de l'appétit
Antalgique : antidouleur
Anthraquinone : élément qui irrite les parois intestinales et déclenche des contractions des intestins
Antibiotique : qui empêche le développement et détruit les microbes

Anticoagulant : empêche le sang de coaguler
Anticorps : agents de défense de l'organisme
Antifongique : contre les champignons et les levures
Antihelmintique : qui aide à l'expulsion des vers (vermifuge)
Antiphlogistique : qui est efficace contre les inflammations
Antiprurigineux : qui calme les démangeaisons
Antiputride : qui empêche la putréfaction
Antipyrétique : qui combat la fièvre
Antiseptique : qui empêche l'infection par les microbes
Antispasmodique : contre les spasmes ou contractions involontaires des muscles ou des organes
Antitussif : qui calme la toux
Anxiolytique : qui apaise l'anxiété ou l'angoisse
Apéritif : qui provoque l'appétit
Aphrodisiaque : qui excite les désirs sexuels
Aphtes : petite ulcération superficielle de la muqueuse buccale ou du pharynx
Asthénie : dépression de l'état général physique et psychique
Astringent : qui provoque un resserrement des tissus, comme les intestins
Atonie : diminution de la tonicité normale d'un organe
Azotémie : présence de produits azotés dans le sang

B

Bactéricide : qui détruit les bactéries
Bactériostatique : qui inhibe la reproduction bactérienne
Béchique : qui apaise ou combat la toux
Bradycardie : ralentissement des battements cardiaques

C

Candidosique : pathologie due au champignon *candida albicans*
Cardiotonique : qui tonifie le cœur
Carminatif : qui facilite l'évacuation des gaz intestinaux

Céphalique : qui concerne la tête
Cholagogue : substance qui améliore l'évacuation de la bile
Cholérétique : substance qui accroît la sécrétion biliaire
Colite : inflammation du côlon
Cytophylactique : qui provoque une action protectrice sur les leucocytes

D

Décongestionnant : qui décongestionne
Dépuratif : qui purifie le sang, qui désintoxique l'organisme
Dermocaustique : qui est agressif pour la peau et les muqueuses
Dessicatif : qui dessèche
Diaphorétique : qui augmente la transpiration
Diurèse : élimination urinaire
Diurétique : qui augmente la sécrétion urinaire
Drastique : purgatif
Dysménorrhée : règles difficiles
Dyspepsie : digestion difficile ou douloureuse
Dyspnée : difficulté respiratoire
Dystonie neurovégétative : dérèglement du système neurovégétatif

E

Émétique : qui provoque le vomissement
Emménagogue : qui provoque ou régularise les règles
Émolient : qui adoucit, relâche les tissus enflammés
Épilepsie : affection chronique avec répétition de paroxysmes dus à des décharges électriques
Eupeptique : qui facilite la digestion
Expectorant : qui favorise l'expulsion des catarrhes respiratoires

Fébrifuge : qui combat la fièvre
Flatulence : abondance de gaz dans les organes digestifs (intestins, estomac) avec ballonnements
Fongicide : qui détruit les champignons

Galactagogue ou galactogène : qui favorise la montée et la sécrétion lactée
Gastrite : inflammation aiguë ou chronique de la muqueuse de l'estomac
Gingivite : inflammation des gencives
Goutte : augmentation d'acide urique avec douleur, généralement du gros orteil

Hématémèse : vomissement de sang provenant de l'estomac
Hémolytique : qui provoque la destruction des globules rouges (hématies)
Hémopstysie : vomissement de sang provenant de l'appareil respiratoire
Hémostatique : qui fait cesser l'écoulement du sang, qui arrête une hémorragie
Hépatocyte : cellules hépatiques
Herpès : lésion cutanée due à un virus (labiale ou vaginale, généralement)
Hormone-like : qui ressemble à une hormone et produit les mêmes effets
Hyperémie : qui provoque un afflux de sang
Hyperthermisante : permettant une augmentation de la température du corps
Hyperthyroïdie : augmentation de la sécrétion et de l'activation de la glande thyroïde
Hypnotique : qui provoque le sommeil
Hypocholestérolémiant : qui fait baisser le cholestérol sanguin

Hypoglycémiant : qui diminue la quantité de sucre dans le sang
Hypotenseur : qui fait diminuer la tension artérielle

I

Immunomodulant : qui “module” les dysfonctionnements du système immunitaire

L

Laxatif : qui facilite l'évacuation intestinale
Léthargie : état de sommeil profond et continuel (par extension, état de faiblesse profond, absence de ressources vitales)
Leucorrhées : pertes blanches vaginales
Lipolytique : qui dissout les graisses
Litholytique : qui détruit les calculs (lithiases)

M

Ménorragies : règles abondantes
Métrite : inflammation de l'utérus
Mucolytique : qui favorise l'élimination des substances mucosiques

N

Néphrite : inflammation aiguë ou chronique des reins
Neurotonique : qui rétablit le tonus nerveux sans l'exciter
Neurovégétatif : système nerveux comprenant l'orthosympathique et le parasympathique qui règlent la vie végétative
Névrite : inflammation des nerfs

O

Odontalgie : névralgie dentaire
Œdème : rétention de liquide
Oligurie : diminution du volume urinaire
Otalgie : douleur de l'oreille
Otorrhée : écoulement de l'oreille

P

Parasiticide : qui combat et détruit les parasites
Pectoral : qui concerne la poitrine

Phlébotonique : action tonique sur les veines
Prostatite : inflammation de la prostate
Prurit : démangeaison
Purgatif : qui purge (laxatif)

R

Résolutif : qui calme une inflammation
Révulsif : qui provoque une irritation cutanée locale

S

Sédatif : qui calme, détend
Stimulant : qui augmente la vitalité de l'organisme
Stomachique : qui favorise la digestion stomacale et soulage les maux d'estomac
Stomatite : inflammation de la muqueuse buccale
Sudorifique : qui provoque la transpiration

T

Tachycardie : accélération du rythme cardiaque
Taenifuge : qui provoque l'expulsion des tænias

V

Vagotonique : qui renforce l'action du nerf vague (parasympathique)
Vasoconstriction : qui diminue le calibre des vaisseaux
Vasodilatateur : qui augmente le calibre des vaisseaux
Vermifuge : qui détruit ou expulse les vers intestinaux
Vulnéraire : qui favorise la cicatrisation des plaies et la guérion des blessures

Z

Zona : éruption cutanée unilatérale de vésicules sur le trajet d'un nerf, due à un virus

Résumé des 12 TPA

1 Angélique

- ✓ tonique, stimule l'appétit (anorexie),
- ✓ digestive (aérocolie, ballonnements, flatulences...), stomachique, carminative,
- ✓ antispasmodique intestinal,
- ✓ expectorante,
- ✓ calme le système sympathique, effet sédatif, agit contre l'anxiété, la fatigue nerveuse, l'insomnie,
- ✓ …

2 Basilic

- ✓ digestif général (aérophagie, gastrite, lenteur et lourdeur digestives…) et antispasmodique (gastriques et intestinaux),
- ✓ galactogène (stimule la production de lait chez les femmes qui en manquent),
- ✓ antistress (inquiétude, angoisse pouvant induire une spasmophilie nerveuse).
- ✓ contre les aphtes et toutes les pathologies inflammatoires buccales,
- ✓ …

3 *Cannelle*

- ✓ stimulant physique et psychique en cas de fatigue par surmenage (cardiaque, respiratoire, aphrodisiaque…),
- ✓ anti-infectieuse majeure, puissante, dit à large spectre, surtout au niveau intestinal et urinaire, bactéricide, viricide, fongicide, paraticide,
- ✓ anti-inflammatoire intestinal (colite), la cannelle sous forme de TPA exerce un rôle anti-inflammatoire non négligeable qui sera apprécié par les coliteux,
- ✓ …

4 *Citron*

- ✓ combat l'asthénie, l'anémie,
- ✓ renforce les immunités naturelles,
- ✓ tonifie le système neurovégétatif,
- ✓ antiseptique général, bactéricide (streptocoque), antiviral, stimulant des globules blancs,
- ✓ stimulant vésiculaire et hépatique,
- ✓ …

5 *Laurier noble*

- ✓ prévient le vieillissement physique et psychique,
- ✓ antidépresseur pour les introvertis, stimulant cérébral, neurotonique, convient aux timides ou à ceux qui ont le trac,
- ✓ antiseptique, antibactérien puissant ; action antivirale et fongicide,
- ✓ stimulant de l'appétit et de la digestion, stomachique, carminative, antispasmodique,
- ✓ anti-infectieux broncho-pulmonaire (staphylocoque, streptocoque, entérocoque, pneumocoque, gonocoque),
- ✓ anticatarrhal, expectorant, mucolytique,
- ✓ …

6 *Mandarine*

- ✓ équilibre la spasmophilie, a un effet antistress,
- ✓ favorise la détente et le sommeil, régularise le système neurovégétatif,
- ✓ carminative, laxatif doux, eupeptique, cholagogue,
- ✓ …

7 *Marjolaine*

- ✓ équilibre le système nerveux (vagotonique), c'est l'aliment de la cellule nerveuse ; elle est efficace contre la dépression, l'anxiété, l'angoisse, la migraine, l'instabilité psychique, la neurasthénie, la claustrophobie,
- ✓ immunostimulante, notamment dans les pathologies ORL (rhino-pharyngite, sinusite),
- ✓ …

8 *Mélisse*

- ✓ action sédative,
- ✓ calme les spasmes digestifs et intestinaux, les crampes d'estomac d'origine nerveuse, le système digestif ; agit contre les nausées, les vomissements, l'inflammation,
- ✓ agit sur l'émotivité, les palpitations, la tachycardie d'origine nerveuse, l'insomnie et les états dépressifs,
- ✓ réequilibre le sommeil,
- ✓ …

9 *Menthe*

- ✓ réveille et stimule toutes les fonctions physiologiques,
- ✓ digestive, stomachique, carminative,
- ✓ cholérétique, cholagogue,
- ✓ rafraîchissante,
- ✓ antiputride intestinal, bactéricide,
- ✓ hypertensive, analgésique, antispasmodique ; agit contre les nausées et le mal des transports,
- ✓ …

10 Romarin

- ✓ combat la fatigue hépatique et stimule la fonction vésiculaire,
- ✓ efficace contre la migraine, les digestions longues et pénibles, les fermentations intestinales et les douleurs abdominales,
- ✓ antispasmodique intestinal et gastrique, combat les infections intestinales,
- ✓ antibactérien *(staphylocoque doré)* et fongicide *(candida albicans),*
- ✓ expectorant contre la toux quinteuse, mucolytique (romarin officinal à 1,8 cinéole),
- ✓ …

11 Sarriette

- ✓ puissante action antimicrobienne majeure principalement au niveau de la sphère génito-urinaire et gastro-intestinale (HECT majeure à l'aromatogramme, mais moins agressive que l'origan à inflorescences compactes), microbicide, fongicide,
- ✓ puissante action revitalisante de l'organisme : physique, psychique et sexuelle,
- ✓ …

12 Thym

- ✓ anti-infectieux, antiviral et immunostimulant ; c'est un antiseptique, notamment pour les infections pulmonaires (rhume, angine, coqueluche, grippe), mais aussi les infections digestives et génito-urinaires ; de plus, il est vermifuge,
- ✓ neurotonique psychique, stimulant cérébral et psychique, agit sur les dépressions, les fatigues cérébrales et nerveuses,
- ✓ …

Indications thérapeutiques des différentes pathologies courantes

(par ordre alphabétique ; liste non exhaustive)

Les TPA se présentent sous forme de comprimés de 500 mg, dont 10 mg d'HECT.

Les TPA conseillés ci-dessous peuvent être pris seuls ou en synergie avec d'autres totums.

La posologie générale et moyenne est de 1 à 6 comprimés par jour pendant 8 à 10 jours (à moduler selon chacun et en fonction des résultats obtenus), puis continuer (15 jours) à raison d'1 comprimé par jour pour consolider les effets.

Il est conseillé de sucer ou d'avaler ou de croquer le ou les comprimés. Cependant, à mon avis, sucer un comprimé permet une diffusion lente, mais complète, des principes actifs de la plante entière grâce aux papilles gustatives et à la richesse vasculaire de la langue et de la cavité buccale. De plus, l'information est transmise à une zone du cerveau extrêmement importante: l'hypothalamus, qui s'occupe notamment de la coordination harmonieuse de notre système neurovégétatif (ortho- et parasympathique). Or, comme son nom l'indique, ce dernier (sur lequel notre volonté n'a pas d'action) règle toutes les fonctions végétatives (digestives, rénales).

Le TPA aura donc une double action :

- action *directe* sur les organes ciblés par les vertus thérapeutiques de la plante et de son HE,
- action *indirecte* par l'intermédiaire de l'hypothalamus sur également nos organes végétatifs.

Cette forme permet sans risque d'utiliser des HE contenant par exemple des phénols, qui sont pourtant hépatotoxiques. En effet, la quantité d'HE incorporée dans le comprimé est nettement moins importante qu'au cours d'un traitement aromathérapique pris seul, parce que la plante entière vient compléter l'action de l'huile essentielle.

Les effets thérapeutiques sont donc aussi importants, mais sans les effets indésirables liés à la prise d'HE par voie buccale, effets que tous les aromatologues connaissent et qui nécessitent une surveillance stricte.

Les conseils qui suivent ne sont qu'indicatifs. Bien entendu, il conviendra dans certains cas particuliers – par exemple angine, hypertension artérielle, dépression – d'établir au préalable un bilan de vitalité par un praticien de santé-naturopathe ou un bilan de santé par un médecin.

La prise des TPA s'inscrit dans une prise en charge globale, personnelle et responsable de la santé et de la vitalité. Il conviendra donc d'engager conjointement une réforme et hygiène alimentaire, neuro-psychique et musculaire. Et il faudra, chaque fois que cela sera possible, rechercher l'origine primaire du problème avant toute médication, même naturelle.

Les TPA pourront vous rendre de grands services pour les petits désagréments quotidiens que nous connaissons tous et qui ne nécessitent pas l'intervention d'un spécialiste. Ils pourront également être utilisés en complément à un traitement médical, allopathique, homéopathique…

Pathologie	Quantité de chaque TPA	Quand le(s) prendre ?	Comprimé de TPA de
Aérogastrie	1 à 2	après chaque repas	MENTHE et/ou BASILIC et/ou ANGÉLIQUE
Aérophagie	1 à 2	après chaque repas	MENTHE et/ou BASILIC et/ou CITRON et/ou MÉLISSE ou ANGÉLIQUE
Anémie	1 à 2	en dehors des repas 3 fois par jour	CANNELLE et/ou CITRON et/ou MENTHE
Angine	1 à 2	en dehors des repas 3 fois par jour	CITRON + CANNELLE + THYM et/ou MENTHE
Si pas d'amélioration rapide en 24 heures, consulter un médecin (en complément d'un traitement allopathique, homéopathique ou naturopathique)			
Antiviral	1 à 2	en dehors des repas 3 fois par jour	SARRIETTE + CANNELLE et/ou THYM et/ou MENTHE
Anxiété	1	en dehors des repas 3 fois par jour	BASILIC + MANDARINE ou MÉLISSE + ANGÉLIQUE ou MARJOLAINE
Aphrodisiaque	1	en dehors des repas 3 fois par jour	SARRIETTE ou CANNELLE ou MENTHE

Pathologie	Quantité de chaque TPA	Quand le(s) prendre ?	Comprimé de TPA de
Aphtes et pathologies inflammatoires buccales telles que l'angine			
(en complément)	1	en dehors des repas 3 fois par jour ou plus	BASILIC et/ou CITRON et/ou MENTHE + CANNELLE ou LAURIER NOBLE
Appétit	1	en dehors des repas 3 fois par jour	MENTHE + BASILIC ou CANNELLE ou LAURIER NOBLE + MARJOLAINE
Arthrite, arthrose (*en complément d'une réforme naturopathique*)			
	1	en dehors des repas 3 fois par jour	ROMARIN + LAURIER
Asthénie *(après en avoir recherché la cause primaire)*			
	1 à 2	en dehors des repas 3 fois par jour	BASILIC + CANNELLE + CITRON ou MENTHE
Asthme (*en complément)*	1	en dehors des repas 3 fois par jour	THYM + MÉLISSE
Ballonnements et gaz	1 à 2	avant ou après les repas 3 fois par jour	CITRON + ANGÉLIQUE ou LAURIER NOBLE
Bronchite *(en complément)*	1	3 fois par jour	THYM + ANGÉLIQUE

Pathologie	Quantité de chaque TPA	Quand le(s) prendre ?	Comprimé de TPA de
Cholestérol *(en complément)*	1	avant ou après les repas 3 fois par jour	BASILIC + ROMARIN et/ou MENTHE
Coliques néphrétiques *(en complément)*	1	avant ou après les repas 3 fois par jour	ROMARIN + CITRON
Colites spasmodiques *(en complément)*	1 à 2	avant ou après les repas 3 fois par jour	CANNELLE + MANDARINE ou MÉLISSE + ANGÉLIQUE ou LAURIER NOBLE
Convalescence	1 à 2	avant les repas 3 fois par jour	ROMARIN + CANNELLE + MENTHE ou ANGÉLIQUE
Cystite *(en complément)*	1	avant ou après les repas 3 fois par jour	THYM + MENTHE
Dépression *(en complément)*	1	avant ou après les repas 3 fois par jour	ROMARIN + MÉLISSE ou LAURIER NOBLE + MARJOLAINE
Diabète *(en complément)*	1	avant ou après les repas 3 fois par jour	BASILIC

Pathologie	Quantité de chaque TPA	Quand le(s) prendre ?	Comprimé de TPA de
Diarrhée *(après avoir supprimé toute étiologie grave)*	1	avant ou après les repas 3 fois par jour	CANNELLE
Digestions pénibles ou longues	1 à 2	avant ou après les repas 3 fois par jour	MENTHE + BASILIC ou CITRON + ANGÉLIQUE
Douleurs prémenstruelles	1	avant ou après les repas 3 fois par jour	BASILIC + MÉLISSE ou ANGÉLIQUE
Drainage général	1	3 fois par jour	CITRON + ROMARIN
Dyspepsie	1 à 2	avant ou après les repas 3 x par jour	BASILIC + CANNELLE ou CITRON ou MENTHE ou ANGÉLIQUE
Emménagogue *(en complément)*	1	avant ou après les repas 3 fois par jour	BASILIC + ROMARIN ou MENTHE
Expectorant	1	avant ou après les repas 3 fois par jour	THYM + MENTHE + ANGÉLIQUE

Pathologie	Quantité de chaque TPA	Quand le(s) prendre ?	Comprimé de TPA de
Fébrifuge *(si pas d'amélioration rapide, consulter un médecin)*			
	1	avant ou après les repas 3 fois par jour	MENTHE + BASILIC ou CITRON
Galactogène	1	avant ou après les repas 3 fois par jour	BASILIC
Gastrite	1	avant ou après les repas 3 fois par jour	BASILIC + ANGÉLIQUE
Gingivite	1	plusieurs fois par jour	CITRON
Grippe *(en complément)*	1 à 2	plusieurs fois par jour	CANNELLE + THYM ou SARRIETTE
Herpès *(en complément)*	1	avant ou après les repas 3 fois par jour	MÉLISSE + BASILIC
Hoquet	1 à 2	avant ou après les repas 3 fois par jour	BASILIC
Hypertension artérielle	1	avant ou après les repas 3 fois par jour	MÉLISSE ou ANGÉLIQUE ou BASILIC + MARJOLAINE

Pathologie	Quantité de chaque TPA	Quand le(s) prendre ?	Comprimé de TPA de
Hyperthyroïdie *(en complément)*	1	avant ou après les repas 3 fois par jour	MÉLISSE + MANDARINE ou MARJOLAINE
Hypotension (*après avoir retiré toutes étiologies douteuses comme une hémorragie interne)*	1	avant ou après les repas 3 fois par jour	MENTHE + ROMARIN + SARRIETTE
Immuno-stimulant	1	avant ou après les repas 3 fois par jour	SARRIETTE + CANNELLE ou CITRON + THYM ou LAURIER NOBLE + MARJOLAINE
Infections virales	1 à 2	avant ou après les repas 3 fois par jour	SARRIETTE et/ou CANNELLE ou CITRON + MÉLISSE (herpès) + THYM
Infections urinaires *(en complément)*	1	avant ou après les repas 3 fois par jour	BASILIC + CITRON
Insomnie	1 à 2	avant ou après les repas 3 fois par jour	BASILIC + MANDARINE ou CITRON + MÉLISSE ou ANGÉLIQUE
Mal des transports	1	avant ou pendant le voyage	BASILIC + ANGÉLIQUE

Pathologie	Quantité de chaque TPA	Quand le(s) prendre ?	Comprimé de TPA de
Maux de gorge	1	3 fois par jour	CITRON + MENTHE ou THYM ou CANNELLE
Mémoire	1	avant ou après les repas 3 fois par jour	ROMARIN
Migraine	1	3 fois par jour	MENTHE + BASILIC ou ANGÉLIQUE + MARJOLAINE
Nausées	1	3 fois par jour	MENTHE + BASILIC ou CANNELLE + CITRON
Nervosité	1 à 2	3 fois par jour	MANDARINE + MÉLISSE
Phlébite *(en complément)*	1	3 fois par jour	BASILIC + CITRON
Prostatite *(en complément)*	1	3 fois par jour	BASILIC
Rhinite	1	3 fois par jour	MENTHE + THYM

Pathologie	Quantité de chaque TPA	Quand le(s) prendre ?	Comprimé de TPA de
Rhinopharyngite *(en complément)*	1	3 fois par jour	THYM + CANNELLE ou ANGÉLIQUE
Rhumatismes		voir arthrites et arthroses	
Spasmophilie *(en complément)*	1	3 fois par jour	BASILIC + MANDARINE
Sinusite	1	3 fois par jour	THYM + MENTHE
Tachycardie *(en complément et après visite chez un médecin)*	1	3 fois par jour	BASILIC + MANDARINE + MÉLISSE
Tonique nerveux	1	3 fois par jour	MENTHE + THYM + CANNELLE
Toux	1	3 fois par jour	BASILIC ou ROMARIN ou THYM
Troubles circulatoires	1	3 fois par jour	BASILIC ou ROMARIN
Troubles digestifs	1	3 fois par jour	MENTHE + CITRON
Troubles intestinaux	1	3 fois par jour	BASILIC ou ROMARIN ou THYM

Pathologie	Quantité de chaque TPA	Quand le(s) prendre ?	Comprimé de TPA de
Troubles gynécologiques	1	3 fois par jour	THYM + ANGÉLIQUE
Troubles hépatiques	1	3 fois par jour	BASILIC (décongestionnant hépatique) + ROMARIN ou MANDARINE ou CITRON + MENTHE
Troubles respiratoires	1	3 fois par jour	MENTHE + THYM
Varices	1	3 fois par jour	CITRON
Vers intestinaux	1	3 fois par jour	CANNELLE + CITRON + THYM
Zona	1	3 fois par jour	BASILIC + THYM

Conseils généraux alimentaires et d'hygiène vitale relevant du bon sens et de la logique

1 **Ne jamais cesser de sa propre initiative un traitement médical sans l'avis de son médecin.**

2 **Évitez tout extrémisme, intégrisme, fanatisme ou obscurantisme particulier.**

3 **N'oubliez pas que la naturopathie holistique allie le corps, mais aussi l'esprit, les émotions, les pensées et les énergies (il conviendra donc de gérer tout cela harmonieusement... Votre naturopathe vous y aidera ou vous conseillera des lectures ou des adresses).**

4 **Éviter le grignotage entre les repas.**

5 **Veillez à bien mastiquer vos aliments et préférer une cuisson douce à l'étouffée, à la vapeur, au four ou au bain-marie.**

6 **Cuisiner sainement ne veut pas dire cuisiner tristement. Veillez à l'ambiance quant à la préparation et à la consommation (mangez avec plaisir, dans le calme, la joie et la bonne humeur – ne mangez pas à contre-cœur si vous êtes préoccupé ou stressé).**

7 "Amour, plaisir, joie, partage, déculpabilisation, acceptation et ressenti exprimé", tels sont les ingrédients indispensables à réunir consciemment pour réussir en conscience la recette du Bonheur.

8 Sauf contre-indications particulières, mangez les crudités au début des repas.

9 Préférez consommer les fruits frais en dehors des repas (10 h et 17 h).

10 Évitez les aliments en conserves ; préferez les aliments le plus frais possible afin d'y capter tous les vitamines, minéraux ainsi que l'énergie vitale et subtile.

11 Préférez (sauf contre-indications) les aliments complets et biologiques quand cela est possible et compatible avec la vie de société. Le surcoût de cette alimentation saine sera vite récupéré par une augmentation de votre capital vitalité-santé.

12 Choisissez de préférence (sauf contre-indications) du pain complet au levain et biologique (à faire griller légèrement).

13 Préférez les huiles de première pression à froid, vierges et biologiques.

14 Évitez de faire griller vos aliments.

15 "Désaler, dégraisser et désucrer."
(P.-V. Marchesseau)

16 Limitez ou supprimez les aliments dévitalisants comme le café, café au lait, thé, alcool, coca-cola, soda...

17 Limitez ou supprimez les charcuteries, triperies, abats, plats en sauce, gibiers, crustacés...

18 **Consommez davantage d'œufs coques, de poissons frais, et moins de viandes rouges.**

19 **Préférez les eaux peu minéralisées (Rosée de la Reine, Volvic, Mont Roucous, eau de Carrefour...) à l'eau du robinet et évitez les excès de boisson au cours des repas.**

20 **Utilisez, en fonction du désir et des tolérances personnelles, des aromates frais et crus si possible.**

21 **Respirer ou fumer, il faut choisir !**

22 **Sachez alterner travail et repos.**

23 **Ne luttez pas contre l'endormissement.**

24 **Favorisez la relaxation volontaire (l'art de ne rien faire en 4 CH : 3 granules 3 x par jour !).**

25 **Favorisez si possible, selon les disponibilités, le climat et les conditions articulaires et physiques, une activité physique en plein air (l'exercice physique doit être avant tout une récréation, un plaisir, un moyen et un moment privilégiés nous permettant de renouer des liens intimes avec notre corps).**

26 **Pensez à l'achat d'une centrifugeuse, d'un diffuseur d'HE (attention : ne jamais ingérer d'HE et ne pas la laisser à la portée des enfants).**

27 **Bannir les ustensiles de cuisine en aluminium, le micro-ondes ainsi que les fritures et le barbecue.**

28 **Bannir la télévision durant les repas.**

29 **Évitez les montres ainsi que les radios-réveils à quartz (surtout à la tête du lit).**

30 **Pensez à vous offrir ou à vous faire offrir un livre de cuisine non conformiste afin d'y découvrir**

d'autres aliments et d'autres recettes aussi savoureuses et saines.

31 **Si vous souhaitez prendre en charge votre santé/vitalité, pensez à vous offrir des livres qui vous instruiront (voir bibliographie).**

32 **Trouvez toutes les bonnes occasions pour rire spontanément et en ressentir le bien-être, au moins 1 fois par jour... !**

« La plus perdue de toutes les journées
est celle où l'on n'a pas ri. »
Sébastien Chamfort

« La vie commence à se consumer
dès que l'on allume une cigarette. »
Hirayama

Note sur l'auteur

Né en 1951, Christian Brun s'initie très jeune à la culture physique, aux massages et au yoga. Avide de connaissances dans le domaine des sciences naturelles et médicales, il entreprend dès l'âge de 18 ans des études de naturopathie et d'hygiène vitale.

Après avoir exercé sa profession à Angers, puis à Paris, il complète sa formation de naturopathie générale, aromathérapie, iridologie, massages... et s'initie également à la sympaticothérapie.

Conjointement à ce perfectionnement, Christian Brun organise des conférences et anime des cours et stages en France et à l'étranger. Pendant 5 ans, il a collaboré avec une illustre figure de la naturopathie française: Pierre-Valentin Marchesseau (1911-1994).

Passionné d'anatomie-physiologie – après avoir enseigné cette discipline ainsi que la gymnastique des organes et les biothérapies et formé de nombreux naturopathes – il obtient le titre allemand de Heilpraktiker en 1986 (Deutsche Paracelsus Schule, Munich).

Son désir d'instruire et de former des naturopathes compétents l'incite à créer, en 1988, le Centre Européen d'Études et de Recherches Naturopathiques (C.E.E.R.N) à Paris, centre de formation dans lequel divers professeurs spécialisés sont sollicités. Cet esprit pluraliste est un des thèmes que défend le plus sûrement Christian Brun.

Conscient de son rôle d'éducateur et de pédagogue qu'il possède dans son cœur, il publie à compte d'auteur des livres de vulgarisation (voir ci-après). Il est l'auteur de *Le pouvoir psychique des aliments, Le cholestérol... exactement! Le diabète... exactement! Arthroses, arthrites et rhumatismes* (éd. Jouvence).

Avec Daniel Kieffer, il est le coauteur d'un *Traité de biothérapie* et d'un double volume sur *L'Historique de la naturopathie, l'humorisme et le vitalisme.*

En plus de son activité professionnelle de naturopathe consultant, il continue d'enseigner cette discipline et ses techniques au sein de divers organismes de formation. Il est notamment chargé de cours (pathologie clinique, immunologie, diabétologie, rhumatologie, massages et techniques manuelles, stratégies naturopathiques) au Cenatho à Paris (Collège Européen de Naturopathie Traditionnelle Holistique). Il a également été chargé de cours à Dynamis Chiasso/Suisse (Istituto di Formazione in Scienze Naturopatiche Energetiche ed Omeopatiche). Il complète ses connaissances et se forme aux techniques psycho-émotionnelles et de relation d'aide.

Il propose également des stages professionnels ou familiaux pour mieux sensibiliser le public à une prise en charge et une autogestion de la santé. Il envisage de créer une unité de formation grand public, un magasin biologique ainsi qu'une formation réservée aux professions médicales et paramédicales à Fort de France/Martinique.

Il prépare d'autres ouvrages sur les biothérapies, la diététique-nutrition, l'endocrinologie, les analyses sanguines et urinaires du point de vue naturopathique, la ménopause et l'andropause, les maladies respiratoires hivernales...

Bibliographie

D. Baudoux, *L'aromathérapie au service de votre beauté*

Marie Borrel, *Ces plantes qui nous veulent du bien* (Hachette – coll. Phare)

Andrew Chevallier, P*hytothérapie* (Hachette)

J. Clément, *La santé par les plantes* (éd. Baudouin)

Dr François Decaux, La médecine par les plantes (éd. Duchartre)

P. Depoërs, F. Ledoux, P. Meurin, *La phytothérapie entre science et tradition* (éd. Amyris & Inspir)

Duraffourd, d'Hervicourt, Lapraz, *Cahier de phytothérapie clinique* (éd. Masson)

P. Franchomme, D. Pénoël, *L'aromathérapie exactement* (éd. R. Jollois)

Dr Ph. Goëb, *Connaître l'essentiel sur les huiles essentielles* (éd. MDB)

H. Leclerc, *Précis de phytothérapie* (éd. Masson)

Philippe Mailhebiau, *La nouvelle aromathérapie* (éd. Vie Nouvelle)

Maurice Mességué, Mon herbier de santé (éd. Laffont Tchou)

M.-F. Muller, *Aromathérapie*
(Hachette – Petits pratiques santé)
Willy Platteau,
– *Petits remèdes santé par les légumes* (éd. Vigot)
– *Petits remèdes santé par les fruits* (éd. Vigot)
Chantal Quillet, Willy Platteau, *Nos plantes médicinales – Petits remèdes santé par les plantes* (éd. Vigot)
G. Roulier, *Les huiles essentielles pour votre santé* (éd. Dangles)
Jean de Sillé, *Des aromates pour vous guérir* (éd. Dangles)
Maria Treben, *La santé à la pharmacie du Bon Dieu* (éd. Ennsthaler Steyer, Autriche)
Dr J.-P. Willem, *Les huiles essentielles, médecine d'avenir* (éd. du Dauphin)

Encyclopédies, lexiques et brochures diverses
Encyclopédie des plantes médicinales (Larousse)
Lexique de plantes (Laboratoire La Royale)
*L'aromathérapie familiale du Dr Valnet (*Lab. Cosbionat)
Les affections les plus courantes et les plantes pour y remédier, Dr Valnet (Revue Belle santé)

❍ ❍ ❍

Pour tous renseignements complémentaires
sur les **totums phyto-aromatiques**
ou pour savoir où se les procurer, contacter :

MJ Développement
BP 4
24150 LALINDE
Tél. 05 53 22 83 44
e-mail : contact@mjdeveloppement.com

Autres ouvrages de Christian Brun

Le pouvoir psychique des aliments
Accroître son potentiel mental et intellectuel

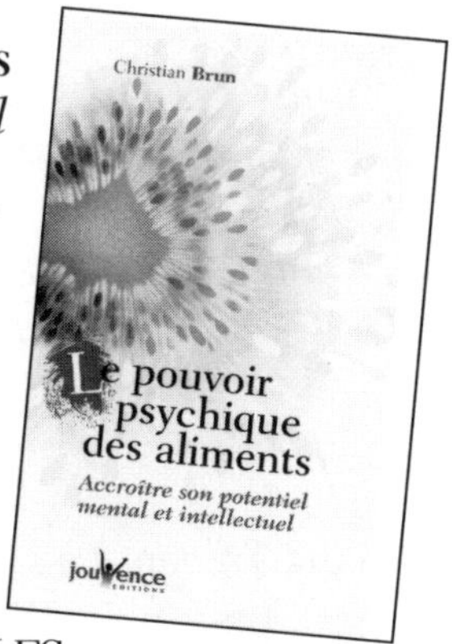

Comment nos aliments peuvent-ils influencer notre santé mentale ? Peut-on, par la nutrition quotidienne, augmenter nos facultés mentales et relationnelles ? Quels sont les ennemis alimentaires de nos nerfs et de notre santé psychique ? Des questions fondamentales qui méritent une explication claire.

160 pages • 14,90 € / 26 FS

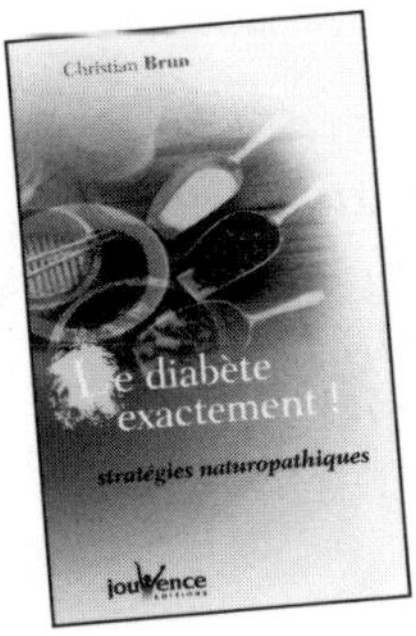

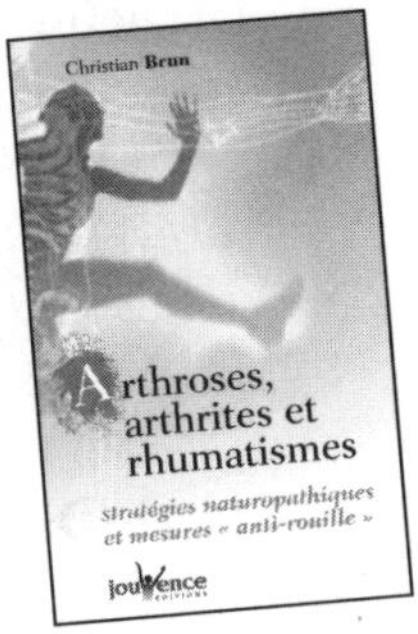

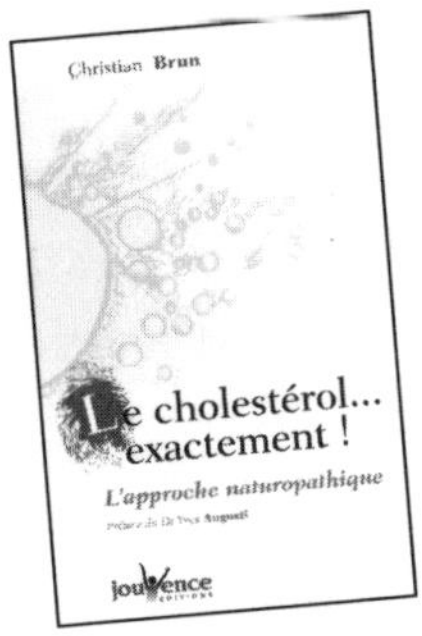

Le diabète exactement !
Stratégies naturopathiques
176 pages • 12,90 € / 22 FS

Le cholestérol exactement !
L'approche naturopathique
160 pages • 14,50 € / 25 FS

Arthroses, arthrites et rhumatismes
Stratégies naturopathiques et mesures "anti-rouille"
176 pages • 14,90 € / 26 FS

Une approche globale de ces maladies de civilisation et des stratégies naturopathiques pour les comprendre et les prévenir.

Dépôt légal : 4e trimestre 2003
IMPRIMÉ EN FRANCE

Achevé d'imprimer le 5 novembre 2003
sur les presses de l'imprimerie «La Source d'Or»
63200 Marsat
Imprimeur n° 12064